強迫性障害治療のための

身につける行動療法

飯倉康郎

芝田寿美男

中尾智博

中川彰子

岩崎学術出版社

目　次

序　章　気になること──行動療法の現状に関して　9

　Ⅰ　「治療パッケージとしての行動療法」という限定された理解のされ方　10
　Ⅱ　極端なことを強引にさせるという治療のイメージ　11
　Ⅲ　行動療法は深みのない治療であるというイメージ　12
　Ⅳ　行動療法はめんどうで時間がかかるというイメージ　13
　Ⅴ　行動療法と薬物療法の関係　14
　Ⅵ　無作為割付比較試験による臨床研究と実際の臨床における行動療法との違い　14

｜第Ⅰ部　強迫性障害とその辺縁群の分類と治療の工夫｜

第1章　曝露反応妨害法が有効なOCD，有効でないOCD，工夫をすれば有効なOCD　19

　Ⅰ　はじめに　19
　Ⅱ　OCDの発症・維持・悪化に関する仮説　19
　Ⅲ　曝露反応妨害法の有効性の観点からのOCDの分類　21
　Ⅳ　おわりに　28

第2章　その治療はなぜうまくいかないのか──治療が行き詰まる5つのパターン　30

　Ⅰ　強迫性障害の治療がうまくいかない時　30
　Ⅱ　治療がうまくいかない場合についての各論　32
　　　1．病的な不安が強すぎる場合　32／2．治療へのモチベーションが引き出せない場合　35／3．強迫症状の行動分析が不適切な場合　45／4．曝露もしくは反応妨害が不充分な場合　53／5．治療効果が生じているのに気づけていない場合　63

Ⅲ　強迫性障害の治療がうまくいかないパターンをどう考えるか　66
　　　Ⅳ　行動療法を用いた治療が上達するには　66

| 第Ⅱ部　曝露反応妨害法を導入する際の工夫 |

第3章　心理教育を行うことで治療を進めやすくする工夫
　　　——小冊子『強迫性障害の治療ガイド』を利用した行動療法…71

　　　Ⅰ　はじめに　71
　　　Ⅱ　『強迫性障害の治療ガイド』作成の過程　71
　　　Ⅲ　『強迫性障害の治療ガイド』を利用した行動療法の効果の研究
　　　　　73
　　　Ⅳ　『強迫性障害の治療ガイド』の用いられ方について　78
　　　Ⅴ　おわりに　87

第4章　治療への繊細な導入のしかたの工夫……………………90

　　　Ⅰ　はじめに　90
　　　Ⅱ　症例提示　90
　　　Ⅲ　強迫性障害に対する行動療法の実際　99
　　　Ⅳ　おわりに　103

第5章　入院施設のない医療機関における外来治療の工夫　104

　　　Ⅰ　はじめに　104
　　　Ⅱ　症例の治療経過　104
　　　Ⅲ　本症例治療上の工夫に関する考察　113
　　　Ⅳ　まとめ　117

第6章　ハプニングの多い入院治療での工夫………………118

　　　Ⅰ　はじめに　118
　　　Ⅱ　症　　例　119
　　　Ⅲ　考　　察　124
　　　Ⅳ　おわりに　127

第Ⅲ部　強迫性障害辺縁群に対する行動療法の工夫

第7章　強迫性障害と広汎性発達障害 ……………………………… 131

　Ⅰ　はじめに　*131*
　Ⅱ　強迫性障害と発達障害の関連をめぐる問題　*131*
　Ⅲ　症　　例　*135*
　Ⅳ　考　　察　*138*

第8章　強迫症状を伴う児童思春期の短期治療成功例 …… 141

　Ⅰ　はじめに　*141*
　Ⅱ　症例1　*142*
　Ⅲ　症例2　*144*
　Ⅳ　考　　察　*148*
　Ⅴ　おわりに　*150*

第9章　hoarding（溜め込み）に関する近年の仮説と治療　*151*

　Ⅰ　はじめに　*151*
　Ⅱ　hoardingの疫学と症状　*152*
　Ⅲ　hoardingの治療　*153*
　Ⅳ　hoardingとOCDの共通点と相違点　*155*
　Ⅴ　Hoarding Disorderという疾患概念　*157*
　Ⅵ　おわりに　*159*

第Ⅳ部　行動療法を使いこなす臨床家になるために

第10章　臨床に即した行動療法の実際
　　　　――効果的な精神療法としての行動療法 ……………… 165

　Ⅰ　はじめに　*165*
　Ⅱ　精神療法としての行動療法　*165*
　Ⅲ　症　　例　*168*

Ⅳ　症例の考察　*172*
　　Ⅴ　まとめと提言　*174*

第11章　行動療法を生かすための薬物療法 …………………… *176*

　　Ⅰ　行動療法に含まれる技術　*176*
　　Ⅱ　向精神薬について　*177*
　　Ⅲ　症例提示　*179*
　　Ⅳ　行動療法での薬物治療の意味，位置づけ　*187*
　　Ⅴ　精神療法と薬物療法　*189*

第12章　「行動療法家」の訓練
　　　　　――行動療法の治療者として自立できるための研修体験 … *191*

　　Ⅰ　はじめに　*191*
　　Ⅱ　肥前精神医療センターでの研修体験　*192*
　　Ⅲ　肥前精神医療センターでの指導者としての体験　*194*
　　Ⅳ　米国留学での体験　*196*
　　Ⅴ　考察――"行動療法家"を育てるために大事なこと　*197*
　　Ⅵ　おわりに　*201*

第13章　九州大学精神科における行動療法の研修システム　*202*

　　Ⅰ　はじめに　*202*
　　Ⅱ　行動療法の初期研修　*202*
　　Ⅲ　行動療法専攻後の研修　*206*
　　Ⅳ　おわりに　*208*

第14章　行動療法治療者として自立するために必要な
　　　　　「考える」技術 ……………………………………………… *210*

　　Ⅰ　はじめに　*210*
　　Ⅱ　行動分析を考える　*210*
　　Ⅲ　診断やエキスポージャーの適否について考える　*212*
　　Ⅳ　環境調整を考える　*214*

Ⅴ　エキスポージャーを導入した後の反応を見て今後の治療の進め方を考える　214
　Ⅵ　薬物療法と行動療法の"連動"を考える　216
　Ⅶ　治療が停滞している要因について考える　217
　Ⅷ　ハプニングにおける対応を考える　218
　Ⅸ　おわりに　220

あとがき　223
初出一覧　226
索　引　227

| 序　章 |

気になること
行動療法の現状に関して

　　　　　　　　　　　　　　　　　　　　　　　　　　　飯倉康郎

　最近，行動療法 Behavior Therapy（あるいは認知行動療法 Cognitive Behavioral Therapy）は以前よりも脚光をあびるようになった。ひとつには，強迫性障害，パニック障害，社交不安障害，PTSDなど不安障害に対する薬物療法の研究が大きく発展したことがきっかけになったといえるであろう。その結果，各疾患の概念や治療法がインターネットやマスコミ，著書などの情報を通して広く知れわたるようになった。それに並行してすでに欧米でよく行われていた行動療法に関する情報も一般に伝えられるようになり，日本でも行動療法を希望して外来受診する患者が増加している。
　また，2010年からうつ病に対する「認知行動療法」が特別に保険点数化されたことも理由のひとつとしてあげられるかもしれない。そのほか，統合失調症圏の患者を主な対象とした社会生活技能訓練（SST），境界性パーソナリティ障害を対象とした弁証法的行動療法（DBT），強化法などの応用行動分析による治療技法を中心とした精神遅滞や発達障害の治療，などに関する行動療法に関する著書も書店でよく見られるようになってきている。
　ところが，その一方で行動療法を行う治療者は決して多くなったとはいえない。本著の執筆者4人は20世紀後半から精神科臨床の中で行動療法を活用してきた。特定の疾患のみではなく，さまざまな臨床場面において行動療法の技術を応用してきた。その経験を通して，行動療法はとても役に立つ技術であると実感しているのであるが，残念ながら行動療法治療者がなかなか増えないという困った現状がある。おそらく行動療法の魅力が充分に伝わっておらず，マイナスのイメージをもたれていることすらあるのではないかと危惧している。

その顕著な例が，強迫症状を主訴とするケースの治療である。強迫性障害（Obsessive-Compulsive Disorder：以下 OCD）の行動療法を行っている治療機関が少ないことや，治療にかかる時間が長いという理由で，筆者らの医療機関には強迫症状を伴う患者が紹介されてくることが実に多く，マンパワーの不足に悩んでいる。その一方で，強迫症状をもつケースの治療は行動療法の基本や面白さを覚えるために最も適しており，とてもやりがいがあると筆者らは考えているので強くジレンマを感じている。強迫症状があるといっても，診断や治療の対象や目標，具体的な治療の方法は患者によってさまざまである。それぞれは，情報を集めたり，観察したり，分析したり，仮説を立てたり，試行したりすることによって大きく改善する可能性をもっている。この過程はさまざまな精神科臨床に応用できると筆者らは考えている。したがって，強迫症状をもつケースの行動療法についていろいろな角度からの主張をすることによって，行動療法の実用性や面白さを伝えることができるのではないかというのが本書執筆への動機のひとつとなった。そして，それによって行動療法に興味をもって実際にやってみる臨床家がいくらかでも増えることを期待したいと思っている。

　本章では，行動療法に関するマイナスのイメージをいくらかでも払拭するために，まず，行動療法（認知行動療法）の臨床現場やメディアの現状に関して，特に強迫症状の治療の話題を中心に，筆者らが気になっていることを列挙して説明し，問題提起としたいと思う。

Ｉ　「治療パッケージとしての行動療法」という限定された理解のされ方

　論文や著書，インターネットなどからの情報を見ると，行動療法は，曝露法，曝露反応妨害法，モデリング，強化法，SST，認知再構成法，など，ある疾患に対しての特別な治療技法のパッケージというように理解されていることが多い印象がある。この場合，治療的介入のしかたが中心に説明されており，行動分析を中心とするアセスメントが軽視されている感が否めない。その結果，その患者に適用できないような治療技法（例えば曝露法）が強引に用いられたり，まだ適用できる状態まで準備できてないのに施行されてうまくいかなっ

たり，というケースが出現しているように思える。

　例えば，OCDの治療を例にあげると，強迫症状がある ⇒ 曝露反応妨害法（以下ERP）の適応という単純な図式で考えられていたり，ERPの適応でないケースやまだ十分な行動分析がなされていない段階でERPが試行されてうまくいかなかったりしているようである。その結果，かえって症状が悪化して，「ERPはあまり効かない」という悪いイメージをもたれていることもある。

　治療プログラムに関する違和感の例としては，先述したうつ病の認知行動療法の治療プログラムの保険点数化があげられる。うまくはまって効率よく治療が進められる患者の一群もあると思われるが，うつ病の診断自体が非常に曖昧でつぎつぎに新型うつ病や双極性スペクトラム障害の概念が出現している現状において，認知行動療法を保険点数化（しかも厚生労働省の示した方向にのっとったやり方で）するのには反論も多いように思われる（一方で，これは（認知）行動療法を普及するための第一歩という考え方もあるが）。

II　極端なことを強引にさせるという治療のイメージ

　行動療法には，昔から「極端なことを強引にさせる治療」という批判があったが，最近の精神科臨床の中でも実際にそのような治療をさせているようにみえる例を耳にすることがある。

　数年前，筆者らは，高名な欧米の行動療法家によるワークショップで，OCDの曝露反応妨害法（ERP）についての説明を聴く機会があった。その際，具体例として，便や尿に対する不潔恐怖症状を主症状とする患者に対して，「便器の中の水に手を入れてその後手を洗わずにクッキーを食べる」という治療課題を，まず，治療者がモデリングした後に患者に同じことをしてもらうという内容が紹介されていた。たしかにこうした方法を行った後によくなる患者もいるのは事実だと思われるが，はたしてそこまでする必要があるのか，本当に感染症などの病気になったらどう責任をとれるのか，などの疑問を口にする聴衆も多かったようである。

　同じようなこととして，神聖なもの，宗教的なもの，タブーに関するものへのERPの治療ケースを学会などで聴くことが時々ある。これらも，そこまでする必要があるのか，逆に患者の精神状態を混沌に陥れる可能性はないのかと

いう疑問を抱く。そして，そのような治療の進め方が積極的に提唱されると，かえって行動療法のイメージを損ねてしまう可能性もあるのではないかと危惧している。

その他の例としては，筆者が留学中に指導を受けていたE. Foa博士の治療方法の中で有名なもののひとつにImaginal Exposureという方法がある[2]。これは，OCD患者が，恐れている強迫観念に関する「最悪のシナリオ」を紙に書いて，声を出して読んで録音し，それを不安が下がるまで何回も聴くという方法である。筆者はその治療場面を実際に見聞したが，OCDに関してそれが本当に効いているのか疑問の残るものであった（一方で，PTSDの患者に関してのImaginal Exposure[4]の効果はわかりやすかった。対象が実際に経験したものであるPTSDのケースと，想像上のイメージを恐れているOCDのケースでは似て非なるものではないかと思われた）。

これらのような極端なことを強引にさせるような治療の進め方をスタンダードとして推奨することには，大きな疑問を抱いている。

III　行動療法は深みのない治療であるというイメージ

行動療法は古典的条件づけやオペラント条件づけを中心とした学習理論を基礎に発展してきたという経緯がある[7,14]。そのために，「パブロフの犬」や「スキナーボックス」などの動物実験，「アメと鞭」という言葉，などを連想して，人間の"こころ"を扱わない表層的な治療法であると誤解している人が少なくない。精神科医や臨床心理士などの専門家の中でも，行動療法は，精神分析や森田療法，あるいは認知療法と異なり，思考や情動を重視していない深みのない治療法とみなしている人がいまだにいるのが現状のようである。呼称に関しても，Wolpeが認知的側面は「行動」に含まれているのであえて認知をつける必要はないと主張してきたにもかかわらず[13]，「認知行動療法」という呼称の方が近年ではよく用いられるようになっている。これは，行動（behavior）という言葉のイメージを柔らかくして，多くの人が受け入れやすくなるように妥協したものと筆者らは考えている。

精神分析や森田療法は，フロイト，森田正馬といったカリスマ的な始祖がいて，治療法の中に文学的な香りのする専門用語があり，人間の深層心理を扱う

神秘的な治療法であるというのが一般的なイメージではないだろうか。一方，行動療法の専門用語は，強化とか曝露とか刺激－反応など，無機質的な響きの用語が多く，物語性に欠けるというのは否定できないところである。しかし，実際の臨床の中では「山あり谷ありの治療経過」「ひとつ変化することで全体が大きく変わる」「行動分析して問題を整理することにより混乱が治まる」「切り口を変えることやひとつの具体的なアイディアによって停滞していた状況が動き出す」などのドラマチックな展開がしばしばみられる。また，行動療法の多くは治療者（やスタッフ）と患者の会話を通して進められていくので，患者がどのような人であるのかを理解することは極めて重要である。したがって，患者の性格，文化背景，嗜好，行動レパートリー，生育歴などの情報収集や，人間観察は行動療法の治療を進めていく上で欠かせない要素であり，人間に興味がない治療者には向かない治療法ともいえるであろう。

　このように行動療法は，臨床を通してはじめてその深さがわかる治療法であると筆者らは考えている。なんとかして一部で誤解されてきた行動療法の表層的なイメージを変えられないものかと思う。

Ⅳ　行動療法はめんどうで時間がかかるというイメージ

　強迫症状を伴う患者＝面倒で時間がかかる患者と決めつけて，自分のところでは治療はできないと患者に説明して，すぐに他の治療機関に紹介している臨床医が最近多くなってきている。たしかに多くの治療時間がとられるケースは少なくないが，中には方向性さえはっきりできれば患者自らが積極的になってセルフコントロールでの行動療法が行えたり，薬物療法との併用で早く改善するケースもあると思われる。

　また，紹介されてきた患者やケースカンファレンスで出されたケースなどの病歴をみると，過去に一応 ERP は試みられているものの，「この患者は治療意欲がないので ERP は効かない」と決めつけてしまっている治療者もいるようである。当然 ERP が困難なケースは実際にあるであろうが，治療意欲が高まるような面接のしかたや治療の進め方を工夫することによって，なんとかなることもあるのではないかと思われる。

V 行動療法と薬物療法の関係

 元来行動療法は臨床のどこででも用いられやすい特徴があり，他の治療法との併用が行いやすいと筆者らは考えている。しかし，薬物療法との関係について，文献上で相補的な関係にあることを示す研究は少ないようである[6]。これまでの主な研究としては，薬物療法対行動療法の効果の比較試験，薬物療法や行動療法単独対薬物療法と行動療法の併用の効果の比較試験などがあるが[1,5,8,9]，併用療法の場合も薬物療法と行動療法が連動して用いられておらず，それぞれが別の治療者によって行われている。

 日常臨床においては，他の医療機関からOCD患者がよく紹介されてくるが，その多くはセロトニン再取り込み阻害薬（SRI）を中心とした薬物療法が過去に行われていることがほとんどである。しかし，過去の薬物療法中心の診察場面で「避けていることに挑戦してみること」を少し促すような曝露反応妨害法的な方向性が示されていることはあまりみられない。

 また，近年では，身体疾患の治療のように，精神疾患においても治療法選択のためのフローチャートのようなものが推奨されていることが多くなった。OCDの治療においてもそうしたフローチャートが示されているが[12]，薬物の効果（−）⇒ 認知行動療法（以下CBT），or 薬物療法とCBTの併用，などの単純な図式はとても実際の臨床にはあてはめにくいと思われる。そもそも薬物療法をする時に精神療法的関わりは一切しないのかという疑問をしばしば感じている。

VI 無作為割付比較試験による臨床研究と実際の臨床における行動療法との違い

 行動療法の文献や著書においては無作為割付比較試験（Randomized Controlled Trial：以下RCT）研究で用いられた治療プログラムが掲載されていることが多いが，日本の精神科医療でこのような治療プログラムを行うには環境や治療者の調整が不可欠であり[10,11]，かなりの労力を要する。日本における精神科の臨床では，受診してきた患者をその個人に合わせて治療者が治療を

組み立てていくことが多いようである。OCDの曝露反応妨害法を例にあげると，実際の臨床ではRCT研究で示されたような十数セッションという短期間で効率よく治療効果が得られることはそれほど多くないであろう。

　RCT研究の治療成績がよいのは，治療に導入する前に構造化された治療導入面接がなされており[3]，比較的均質な患者群が選択されているという治療システムに負うところが大きいと考えられる。これは，治療を適用しやすい患者をフィルタリングしているといえるが，この進め方はエビデンスを明らかにする目的に関しては理にかなっている。ただ，実際の臨床でみる患者はもっと条件が複雑であり，診断も治療法の選択や進め方も治療者が患者との関わりの中で個別に判断しなければならないのではないかと思う。

　以降の章では強迫症状を伴うケース（OCDだけでなく，さまざまな精神疾患を含む）に対する行動療法の大きな流れや細部を説明することを通して，精神科臨床全般に役立つような行動療法の考え方を伝えたいと思う。
　本書は，九州大学精神科の行動療法研究室に属するメンバー（飯倉，芝田，中尾，中川）による共著である。基本的に各メンバーがよく診察しているカテゴリーや得意としているケースを中心に章を分担した。
　また，行動療法を研修する際の参考になるような内容として第Ⅳ部を設けた。本書によって，興味をもって行動療法を行う精神科医，臨床心理士，看護師，コメディカルの方が増えることを願っている。

参考文献

1) Cottraux J, Mollard E, Marks I : Exposure therapy, fluvoxamine, or combination treatment in obsessive-compulsive disorder: one-year follow up. Psychiatry Research, 49: 63-75, 1993.
2) Foa EB, Wilson R : Stop Obsessing; How to overcome your obsessions and compulsions. Bantam, New York, 1991.
3) Foa EB : Therapist Procedures for OCN Study (Unpublished). 1993.
4) Foa EB : Trauma and women: course, predictors, and treatment. J Clin Psychiatry, 58 suppl 9: 25-28, 1997.
5) Foa EB, Liebowitz MR, Kozak MJ et al : Randomized, placebo-controlled trial of exposure and ritual prevention, clomipramine, and their combination in the treatment of obsessive-compulsive disorder. Am J Psychiatry, 162(1): 151-161, 2005.
6) 飯倉康郎：強迫性障害臨床における行動療法と薬物治療の"連動（れんどう）"．精神療法,

35(5): 584-591, 2009. In 精神科臨床における行動療法. pp.130-142, 岩崎学術出版社, 2010.
7) 久野能弘：行動療法—医行動学講義ノート. ミネルヴァ書房, 1993.
8) Marks IM, Stern RS, Mawson D et al：Clomipramine and exposure for obsessive-compulsive rituals. Brit J Psychiat, 136: 1-25, 1980.
9) Marks IM, Lelliott P, Basoglu M et al：Clomipramine, self-exposure and therapist-aided exposure for obsessive-compulsive rituals. Brit J Psychiat, 152: 522-534, 1988.
10) Nakagawa A, Isomura K：Randomized controlled trial (RCT) of Japanese patients with OCD — The effectiveness of behavior therapy and SSRI. World Congress of Behavioral and Cognitive Therapies 2004, Abstract: 90, 2004.
11) Nakatani E, Nakagawa A, Nakao T et al：A randomized controlled trial of Japanese patients with obsessive-compulsive disorder — effectiveness of behavior therapy and fluvoxamine. Psychotherapy and Psychosomatics, 74(5): 269-276, 2005.
12) The Expert Consensus for Obsessive-Compulsive Disorder：Treatment of obsessive-compulsive disorder. J Clin Psychiatry, 58 suppl.4: 2-72, 1997.
13) Wolpe J：The Practice of Behavior Therap. 3rd edition. Pergamon Press, New York, 1982.（内山喜久雄監訳：神経症の行動療法. 黎明書房, 1987）
14) 山上敏子：行動療法の展開. In 行動療法. pp.12-31, 岩崎学術出版社, 1990.

| 第Ⅰ部 |

強迫性障害とその辺縁群の
分類と治療の工夫

| 第1章 |

曝露反応妨害法が有効な OCD, 有効でない OCD, 工夫をすれば有効な OCD

飯倉康郎

I はじめに

　強迫性障害（以下 OCD）に対して曝露反応妨害法（以下 ERP）は効果のある治療法として確立されている[3,19,21]。しかし，実際の臨床では，ERP が比較的容易に行える場合と，ERP を行うためにはさまざまな行動療法の技術を駆使したり，薬物療法を援用したり，など治療の工夫を要する場合がある。また，ERP の適応でない OCD のタイプもあり[6,7]，その場合，ERP 以外の行動療法の技術が必要となる。さらに，強迫症状をもつ OCD 以外の精神疾患もあり，その鑑別や治療にも行動療法の技術は用いられている[6,12]。
　本章では，こうした行動療法の観点から OCD を分類し，その分類に沿ったいろいろなタイプの OCD の特徴を述べ，それぞれの行動分析や治療のしかたの概略について述べたいと思う。その際，発症のしかたや，「学習」などの心理学的要因や，遺伝などの生物学的要因を絡めて検討を加えたい。

II OCD の発症・維持・悪化に関する仮説

　図1は，OCD の発症・維持・悪化の仮説について，筆者が考えているいろいろなパターンを図示したものである。行動療法の専門家は，かつて OCD の発症について行動療法の考え方のみでの説明を試みてきたが，行動療法だけでは説明できない部分が多いことが明らかになっている[19]。
　発症のしかたには，図1で示すように，生活状況の変化や契機となる出来事

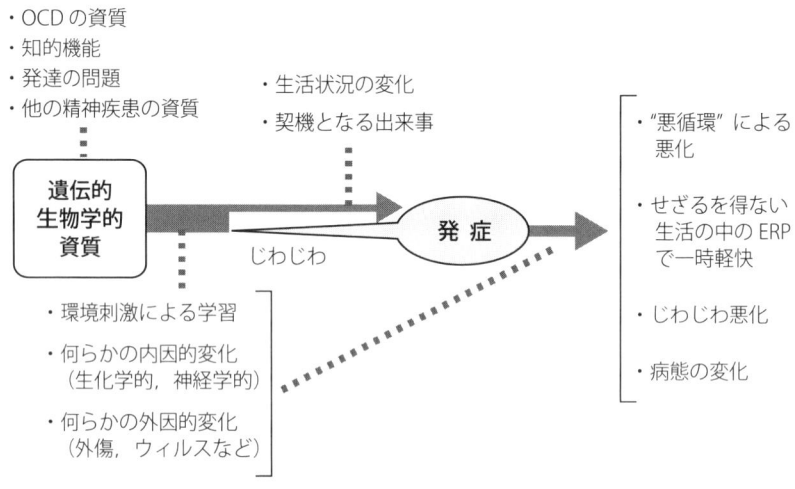

図1　OCDの発症・維持・悪化の仮説

の自覚があり発症時期が比較的はっきりしているタイプと、いつ発症したかわからないような「じわじわの」発症のしかたのタイプがある。発症のしかたによるOCDの分類に関して、本村らは"発症前の生活史上の重要な生活状況の変化"と"発症の契機となった体験"の有無による分類と治療反応性に関する興味深い研究をしている[15, 22]。

図1における遺伝的生物学的資質というのは、生まれつきもっている資質であり、知的機能や発達の問題、OCDや他の精神疾患の発症しやすさなどとの関連があると考えられる。

また、発症前や発症後の患者の精神状態の変化を学習だけで説明できるのか、その他の内因的、外因的要因の関与があるのか、なども以後の経過や治療への反応性に影響している。

症状の推移のしかたもさまざまで、後述する「強迫行為による一時的な不安軽減による"悪循環"」を呈して悪化しているものや、生活していくために曝露反応妨害法的なことをせざるを得なくなって、その結果それほど症状が悪化していないものや、じわじわと悪化しているものや、さらに、経過とともに病態が変わったようにみえるものなどがある。

本章では、こうした多様なOCDに関して、ERPの有効性という観点から、

OCDを，①ERPが有効であるOCD，②ERPが有効でないOCDの2つに大きく分類してそれらの特徴をまとめることにした。また，③強迫症状をもつがERPが有効でない，OCD以外の精神疾患の鑑別についても言及することにした。

Ⅲ 曝露反応妨害法の有効性の観点からのOCDの分類

　曝露反応妨害法（ERP）は，曝露法と反応妨害法を同時に組み合わせる治療技法である[1, 17]。曝露法は，不適応的な不安反応を引き起こす刺激に持続的に直面することにより，その不安反応を軽減させる方法であり，反応妨害法は，不安や不快感を一時的に軽減するための強迫行為を行わずにすませる方法である。傍点部は，治療は決して治療者が無理やりさせるのではなく，患者が自分の意志で主体的に行うことを意味する[10]。

　ERPは，habituation（馴化）という，はじめは一時的に不安が上がっても時間とともに下がる現象を患者が体験することを意図して行う治療法である。ひとつのセッション内でこのように不安が下がる現象がセッション内habituation，セッションを繰り返すごとに不安の強度が下がっていく現象がセッション間habituationと称されている。有効なERPを行うためには，この2つのhabituationを患者に体験してもらうことが不可欠であるといわれている[2]。

　どのようなタイプがERPの適応になるかというと，強迫症状が図2のような行動分析を呈しているOCDである[4, 14]。すなわち，強迫観念によって高まった不安や不快感が強迫行為によって軽減されるが，それは一時的な効果しかなく，強迫行為をしないと不安や強迫観念が再び起こるために，だんだんと強迫行為の頻度や時間が多くなり，結果的に少し不安になるたびに強迫行為をしないと気がすまなくなる，という悪循環のパターンを呈しているタイプである。以後は，このパターンを「強迫行為による不安軽減の"悪循環"」と便宜上略して述べることにする。

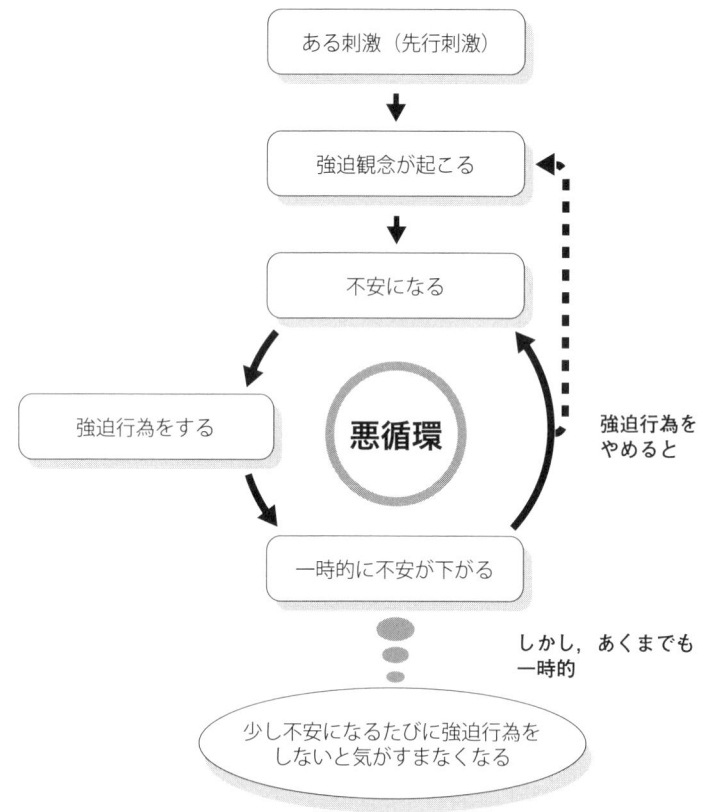

強迫行為は麻薬のようなもの!!

図2　EPRの適応であるOCDの行動分析(『強迫性障害の治療ガイド』[4]より)

1. 曝露反応妨害法が有効なOCD

前述した「強迫行為による不安軽減の"悪循環"」の行動分析を呈しているOCDがERPの適応となるが，実際の臨床では，容易にERPが行えるタイプもあれば，ERPを行うためになんらかの対策や工夫を施さなければならないようなタイプがある。

1) 容易にERPが行える群

これは，ERPを行うのに非常に好条件が整っている場合である。前述したERPの適応の条件である，「強迫行為による不安軽減の"悪循環"」の他に，①知的機能が十分ある，②精神疾患の合併がほとんどない，③強迫症状の不合

理性の自覚が十分である，④生活の障害が比較的軽い，⑤治療への動機づけが十分にある，⑥他の大きな問題を抱えていない，などの条件が整っている場合はERPを行うことが容易であることが多いといえる。無作為割付比較試験（以下RCT）研究などのあらかじめ治療の時間と回数が設定されている外来ERPプログラムにエントリーできた対象者は，このような条件を備えていることが多い。臨床研究におけるERPの高い治療成績は，このような好条件が整った比較的均質なOCDを対象にしていることも理由のひとつとして考えられる。

2）なんとかすればERPが可能になる群

前述した「強迫行為による不安軽減の"悪循環"」の条件をもち，ERPの適応でありながらも，何らかの対策や工夫を施さないとERPを効果的に行うことができない群である。そのERPを行いにくくしている要因としては，1）の裏返しになるが，①知的機能が高くない，②他の精神疾患を合併している，③強迫症状の不合理性の自覚が不充分である，④生活の障害が著しい，⑤治療への動機づけが不充分である，⑥他の大きな問題を抱えている，などがある。これらは，「学習」などの心理学的な要因だけでなく，とくに①，②などでは生物学的な要因も含んでいるといえる。

筆者らが実際の精神科臨床で診ているOCDでは，これらの要因がまったくない方がむしろ珍しい。このような多様なOCDに対して，さまざまな行動療法の技術が駆使されたり，薬物療法が援用されたりすることでERPが可能になっていることが多い。そこで，これらの①から⑥の要因をもつケースの代表例とそれに対して考えられる主な治療的対応について述べる。

①知的機能が高くないという要因

代表例としては，精神遅滞＋OCDがあげられる。たいていの場合，適応障害という診断も同時につけられていることが多い。知的機能が低いために，例えば不潔などの基準がわからず強迫的な手洗い行為や回避行為が増えたり，複雑なことで混乱して確認行為が増えたりするパターンが多い。それに対しては，基準を明確に教えたり，難しいことをさせないような指導をすることがよく行われる[7]。また，周囲に患者の能力の限界を教えて要求水準を落とすことや患者が混乱しにくくするために薬物療法を援用することもある。このようなことを行ってはじめてERPが可能になることが少なくない。また，環境調整を行うだけで強迫症状がなくなり，ERPを行う必要がなくなることもある。その

場合の診断は精神遅滞＋適応障害のみでもよいと思われる。

②他の精神疾患の合併という要因

この場合，OCDの発症・維持・悪化にかなり生物学的要因が関与していることが考えられる。ここでは代表例として，広汎性発達障害（以下PDD），ADHD，うつ病の3つの例をあげる。

（a）広汎性発達障害（PDD）＋OCD

PDDがあると，こだわり，混乱，パニック，強迫症状が混在して収集がつかないことが多い。その場合，行動分析を行い，PDDの部分と，「強迫行為による不安軽減の"悪循環"」のOCDの部分を整理することがよく行われる。そして，PDDに関しては，パニックを起こしにくいような生活のしかたの指導をしたり，混乱させにくくする生活のパターン化を試みる[16]。また，患者に心理教育を行い，PDDの特徴に関しての理解を深めることも行う。衝動性やこだわりに対して薬物療法を援用することも少なくない。このようにしてある程度安定した状態になってはじめて「強迫行為による不安軽減の"悪循環"」を呈するOCDの部分へのERPが可能になることが多い。

（b）注意欠如・多動性障害（ADHD）＋OCD

ADHDの特徴である，カーッとなりやすい，被害的になりやすい，気が逸れやすい，などによってERPが行いにくくなっているパターンが多い。それに対しては，ADHDの行動パターンを患者に心理教育したり，実際に起こった場面を取り上げてその場で指導したり，できるだけ飽きさせないような治療の進め方を工夫する[13]。

とくに，すぐに褒めるという即時強化は有効であることが多い。また，衝動性のコントロールのための薬物療法もしばしば用いられる。このような対策や工夫を行うことによってERPを効率よく行えるようになることが多い。

（c）うつ病＋OCD

OCDにうつ状態を併発していると，ERPの効果が得られにくいことがこれまでいわれている。一方，このうつ状態に関しては，OCDの症状が悪化したことによる二次的なうつ状態，強迫症状をもつうつ病，OCDとうつ病の二重診断，などの可能性があり鑑別が必要である。ただし，どの場合でも，治療は，まず，抑うつ状態の改善を優先することがほとんどであると考えられる[13]。薬物療法や環境調整や種々の精神療法を行って抑うつ状態の改善を目指し，そ

の後に OCD 症状が残存していれば ERP の適用を検討するというようなアプローチのしかたが妥当と思われる。

③強迫症状に関する不合理性の自覚が不充分であるという要因

ERP を行うためには強迫症状に関する不合理性の自覚は不可欠な条件といえる。しかし，不安の程度が強かったり長期間症状が続いたことによってそれがあいまいになっていることもよくある。そのような時に，「昔はそんなことしてなかったんですよね？」「いつもそんなことを気にしないといけないのは不自由ですよね」「本当にそんなことが起こると思いますか？」「他の人が同じことを言っていたらどう思いますか？」，などの認知的アプローチがしばしば用いられる[8,18]。それによって，不合理性の理解が深まることもあるし，そのアプローチへの反応が妄想との鑑別の判断材料になることもある。また，非定型抗精神病薬などの薬物療法が援用されることもある。このような治療を行った後に ERP が可能になることもある。

④生活の障害が著しいという要因

これは，「強迫行為による不安軽減の"悪循環"」によって，強迫行為が著しく悪化して，自立した日常生活ができなくなっている場合であり，このような時に ERP を行おうとしてもうまくいかないことが多い。ある程度のレベルの日常生活ができるまでは ERP にこだわらず，強迫行為が出現しにくいように環境を調整したり，生活できるための行動を形成するような行動療法の技法がしばしば用いられる[9]。例えば，生活行為をパターン化して，「この通りにしましょう」と教示したり，保証や確認行為をある程度容認することもある。そうしたアプローチの結果，患者の苦痛や混乱が減って，ある程度自力での生活が可能になり，そこではじめて ERP が可能になることが多い。

⑤治療への動機づけが不充分であるという要因

動機づけが不充分である理由としては，まず，患者が疾患や治療法の意味をよく理解していない場合がある。患者が「わかってます」と述べていても実際はわかっていないことがしばしばある[5]。この場合は，面接の中で具体的な場面をピックアップして，患者が何を考えてどう行動しているのかを詳しく聞き出すことによって患者の理解を深める必要がある。

一方，患者の性格傾向や考え方が，依存的，他罰的，悲観的，all or nothing, など極端なパターンである場合は，治療への意欲が動揺して，安定

したERPが行いにくいこともよくある。これらの偏った考え方の傾向を理解してもらうためには、患者ができるだけ感情的にならずにすむような説得力のある説明のしかたを工夫する必要がある[11]。それがうまくいくと、患者の精神状態の動揺が減り、治療への動機づけが高まってERPが行いやすくなることがある。

⑥他の大きな問題を抱えているという要因

その問題が、経済的な問題である場合には、これが解決しないと落ち着いて治療に集中することができないため、ケースワークが重要となる。また、親子、夫婦、友人、職場などとの対人関係が問題となる場合は、「対人関係の問題を先に改善して、ある程度精神的に安定しないとERPが行えないケース」と、逆に、「強迫症状が改善することによってこれらの対人関係の問題も解決しやすくなるケース」がある[13]。

2. 曝露反応妨害法（ERP）が有効でないOCD

これは、「強迫行為による不安軽減の"悪循環"」を呈していないタイプのOCDであり、代表例として強迫性緩慢があげられる。強迫性緩慢については一次性強迫性緩慢に関しての研究がこれまで報告されてきたが[17,20]、筆者らの経験では、一次性とは考えにくい"後から出現する"強迫性緩慢のタイプもあると考えている。

1）一次性強迫性緩慢

山上は、一次性強迫性緩慢の強迫症状の行動分析の特徴を、「強迫行為で不安が下がるのではなく、逆にいくらやっても遂行できずに不安が高まるというパターン」と報告しているが[23]、これは、明らかにERP適応の「強迫行為による不安軽減の"悪循環"」のパターンとは異なる。

一次性強迫性緩慢は、ほとんどが青年期初期にじわじわと発症し、一連の行為の流れが細分化され、それぞれが何度も繰り返される。その結果、日常生活行為に非常に時間がかかるようになる。その後、慢性的な経過をたどり、生活できない程度にまで達することが多い。ERPが無効であり、モデリング、プロンプティング、シェイピング、ペーシングによる行動形成が中心となるが、治療効果が般化しにくい、という特徴がある。

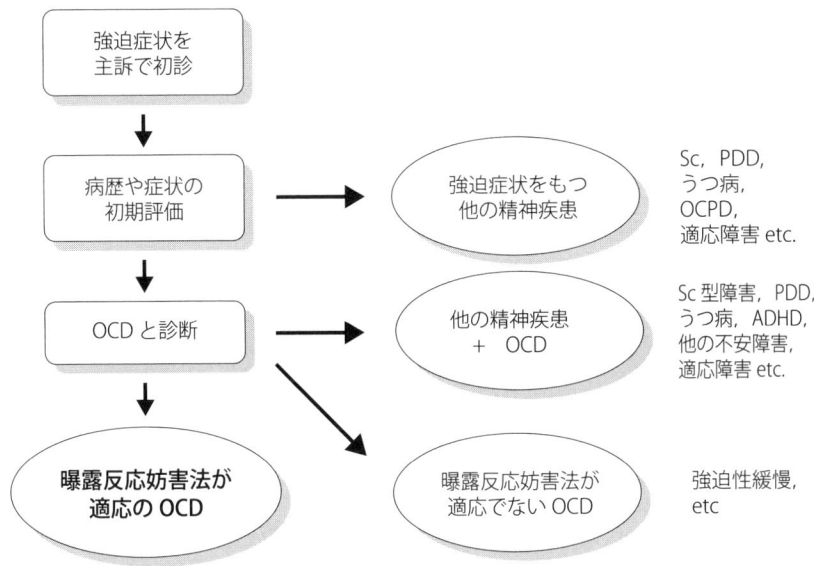

図3 強迫症状の評価・診断の流れ

2)"後から出現する"強迫性緩慢

1997年の著書[24]の中で山上は，「13，4歳頃までに強迫症状が発症し，そののちも強迫症状が持続して普通の生活ができないまま長年経過している患者は，はじめのうちはよくみられる強迫症状であったものも，この症例（一次性強迫性緩慢）にみられるような状態に変化していくことが少なくないこともわかった」と述べているが，筆者らの研究グループでもこのようなケースを数例経験している。

3．強迫症状をもつが，ERPが有効でない，OCD以外の精神疾患

図3は，強迫症状を主訴として受診した患者がどのように診断されていくかの概略を示したものである。このように強迫症状を主訴として受診しても，診断はOCDとは限らず，強迫症状をもつ他の精神疾患の場合がある。例えば，妄想に基づく強迫行為をもつ統合失調症や，こだわりに基づく強迫行為をもつPDDや，うつ病の症状のひとつとして強迫症状が出ているケースや，強迫行為は多くても不合理だと本人は思っていない強迫性パーソナリティ障害

(OCPD)や,不適応反応として一時的に強迫症状が出ている適応障害,などがある。

一方,OCDと診断された場合でも,ERPが適応のOCDとERPが適応でないOCDがある。また,前述したような他の精神疾患とOCDの二重診断の場合もある。

これらの鑑別は必ずしも容易ではなく,治療しながら診断を検討することも少なくない。現在の患者の病態に対してどのようなことが可能かという観点から治療の対象や目標や方法を検討するようなアプローチを行い,その反応をみることが重要と思われる。

IV おわりに

精神科臨床で診るOCDにはさまざまなタイプがある。本章のようなERPの有効性の観点からの分類を行うには,詳細な行動分析と病歴聴取(特に発症,維持,悪化のしかた)が不可欠である。このような分類によって患者がどのタイプに属しているかがわかると治療方針が立てやすくなると思われる。

参考文献

1) Emmelkamp PMG：Phobic and Obsessive-Compulsive Disorders; Theory, Research and Practice. Plenum Press, New York, 1982.
2) Foa EB, Steketee G, Graspar JB et al：Deliberate exposure and blocking of obsessive-compulsive rituals; immediate and long-term effects. Behavior Therapy, 15: 450-472, 1984.
3) Greist JH：An integrated approach to treatment of obsessive compulsive disorder. J Clin Psychiatry, 53: 38-41, 1992.
4) 飯倉康郎：強迫性障害の治療ガイド. 二瓶社, 1999.
5) 飯倉康郎：強迫性障害の行動療法—「不完全な曝露反応妨害法」への対応. 精神療法, 28(5): 545-553, 2002. In 精神科臨床における行動療法. pp.183-198, 岩崎学術出版社, 2010.
6) 飯倉康郎：強迫症状の治療と認知-行動療法の活用. 精神療法, 30(6): 613-622, 2004. In 精神科臨床における行動療法. pp.42-55, 岩崎学術出版社, 2010.
7) 飯倉康郎：強迫性障害の入院治療. In 飯倉康郎編著：強迫性障害の行動療法. pp.132-175, 金剛出版, 2005.
8) 飯倉康郎, 松岡洋夫：強迫性障害に対する行動療法の実際. 明治製菓, 2005.
9) 飯倉康郎：重症強迫性障害に対する行動療法の入院治療プログラム—「入院環境」の意義の再考,ならびに「入院環境」設定の工夫について. In 精神科臨床における行動療法. pp.59-67, 岩崎学術出版社, 2010.
10) 飯倉康郎：外来における強迫性障害の行動療法の概略と実際. In 精神科臨床における行

動療法．pp.68-78，岩崎学術出版社，2010.
11) 飯倉康郎：ひとりの場面における曝露反応妨害法がうまくいくための方策—不安耐性が著しく低い OCD 患者の行動分析と治療経過より．In 精神科臨床における行動療法．pp.99-114，岩崎学術出版社，2010.
12) 飯倉康郎：執拗な強迫症状を伴う統合失調症圏障害の治療—薬物療法と行動療法の"連動"．In 精神科臨床における行動療法．pp.143-158，岩崎学術出版社，2010.
13) 飯倉康郎：(認知) 行動療法から学ぶ精神科臨床ケースプレゼンテーションの技術．金剛出版，2010.
14) Meyer V：Modification of expectations in cases with obsessional rituals. Behav. Res. Ther, 4: 273-280, 1966.
15) 本村啓介，山上敏子：強迫性障害の発病状況—治療的観点から．精神医学，42(5): 499-507, 2000.
16) 中川彰子：広汎性発達障害と強迫性障害．精神療法，35(5): 592-598, 2009.
17) Rachman SJ, Hodgson RJ：Obsessions and Compulsions. Prentice Hale, New York, 1980.
18) Salkovskis PM, Warwick HM：Cognitive therapy of obsessive compulsive disorder-treating treatment failures. Behavioural Psychotherapy, 13: 243-255, 1985.
19) Steketee G：Obsessive-compulsive disorder. In Bellack AS, Hersen M, Kazdin AE (ed), International Handbook of Behavior Modification and Therap, 2nd ed. Plenum, New York, 1990.
20) Takeuchi T, Nagawa A, Harai H et al：Primary obsessional slowness; long-term findings. Behav Res Ther, 35(5): 445-449, 1997.
21) The Expert Consensus for Obsessive-Compulsive Disorder：Treatment of obsessive-compulsive disorder. J Clin Psychiatry, 58 suppl.4: 2-72, 1997.
22) 富田真弓，中尾智博，中谷江利子，他：OCD の発症状況と治療反応性の調査—ライフイベントや契機となる体験を中心に．精神医学，49(12): 1239-1248, 2007.
23) 山上敏子：強迫神経症の行動療法．九州神経精神医学，33(1): 1-7, 1987.
24) 山上敏子：一次性強迫性緩慢の一女性の治療経過と現在．In 行動療法 2．pp.75-87，岩崎学術出版社，1997.

| 第2章 |

その治療はなぜうまくいかないのか
治療が行き詰まる5つのパターン

芝田寿美男

I　強迫性障害の治療がうまくいかない時

　精神科臨床で患者の治療を行う技術として，行動療法を身につけるためにはどんな学習法が能率的なのであろうか。理論や知識の学習も重要であるが，何より実践の臨床場面で行動療法を用いた治療を行うこと，しかもその治療がうまくいくことが必要ではないかと考える。筆者らはかつて肥前精神医療センターにおいて「まずは1例，行動療法を用いてきちんと治してごらん」という指導を受けた。その指導環境のもと，さまざまな疾患を経験して四苦八苦したわけで，正直治せたのかどうかよくわからない症例も多数あった。その上で思うのは，行動療法を身につけるためならば，その「まずは1例」として強迫性障害の症例が望ましいし，できれば曝露反応妨害法中心の治療技法が有効な症例がよいということである。もちろん摂食障害であってもうつ病であっても構わないのだが，初学者のレベルで症例をきちんと「治した」と呼べる状態まで導くのが難しいし，行動療法の特性を実践してみせるには強迫性障害のほうが取りつきやすいと考えるからである。

　「まずは1例」強迫性障害の治療を行い，その結果を症例報告にまとめる。それは症例検討会でも学会発表でも構わないが，指導医や上級医師に見てもらい，自身がどういった行動分析を行いその結果どんな治療技法を選択したのか，治療技法の選択は適切か，治療の結果はどうやって検証し治療効果はあったのか，という内容に関して繰り返し整理するのである。この過程を通じて行動療法の考え方や治療技法が身についていくと考えられる。患者が治ることは重要

だし当然のことなのだが，治しっぱなしでは単なるビギナーズラック以上の経験に昇華されないことが危惧される。

　こう書くと簡単なことのように思えるが，実際にはこの「まずは1例」行動療法を用いて治すことが難しい。ちなみにここで誤解がないように，強迫性障害が「治る」ということに関する筆者らの定義を示しておきたいと思う。強迫性障害が治ったというのは，決して患者が病院に来なくなることや，不安状況を回避してどうにか生活している状態ではない。例えば，強迫症状の点からは最上級の不安が惹起される先行刺激に曝露されても強迫行為を行わずに対処できる状態であり，生活障害の点から見れば発病前にできていた生活が支障なく送れている状態である。精神科治療の点からは，もう通院の必要性がないとか，ブースターセッションとして経過観察や再発予防目的で通院しているだけといった状態を指す。こうした状態を強迫性障害が治っていると呼ぶのであり，治療の結果この状態に至らせることが治すことだと考えている。これはけっこう難しいことであり，行動療法の研修を始めたはいいが，治療がうまくいかず研修がうやむやになってしまうことは多い。

　筆者が肥前精神医療センターで行動療法の研修を始めて，自験症例やカンファレンスや日常臨床を通じて症例を見聞きする中で，強迫性障害の治療がうまくいかない場合に，いくつか共通したパターンが存在することに気づいた。たいてい同じようなところでひっかかり治療がうまくいかなくなってしまい，人によってはそこで行動療法の研修自体が中断してしまっていた。残念なことに，そのまま行動療法という臨床技術の習得は成らず日々の臨床雑務に埋没したり，他精神療法の習得に夢を抱いて去っていくことも多い。せっかく行動療法に興味をもって研修を試みながら，強迫性障害の治療がうまくいかないことで研修が中途半端になってしまうことが，残念でならなかった。

　今回，強迫性障害の治療がうまくいかないパターンを以下の5パターンに大別し，それぞれについて実例をあげながら詳説を試みることにした。強迫性障害を治療する上で停滞や失敗をした場合に，治療を見直す手助けになるのではないかと考えたからである。

1．病的な不安が強すぎる場合
2．治療へのモチベーションが引き出せない場合

3. 強迫症状の行動分析が不適切な場合
4. 曝露もしくは反応妨害が不充分な場合
5. 治療効果が生じているのに気づけていない場合

II 治療がうまくいかない場合についての各論

1. 病的な不安が強すぎる場合

　強迫性障害（以下OCD）の治療で代表的に用いられる曝露反応妨害法（以下ERP）という治療技法は，強迫観念およびそれに伴う不安を引き起こす先行刺激を取り上げ，あえてその刺激に対し曝露を行った上で強迫行為をせずにすませる（＝反応妨害）という技法である（図1）。あえて曝露する対象の先行刺激は，引き起こされる不安（や不快感）が弱い順に主観的不安評価尺度（＝SUD）に沿って低い順に取り上げるのが定石である。ちなみにSUD順に先行刺激を並べたものが不安階層表と呼ばれる治療ツールである。この治療技法は，そもそも特定の先行刺激が他の生活上の刺激から弁別されなければ成立しないことに注意が必要である。

　ところが重症のOCDでは，病的な不安が絶えず上昇した状態にあって，日常生活上のありとあらゆる刺激で強迫観念や不安が惹起されていることが少なくない。例えば歩いていて一歩を踏み出したとか，風が吹いたなどといったささいな刺激から，絶えず強迫観念が生じ続けるのである（図2）。これでは特定の先行刺激を取り上げて，治療を行うこと自体が成立しない。患者は不安の渦の中に絶えず巻き込まれているようなものだからである。溺れている最中の人間に泳ぎ方を指導してもうまくいくはずはないのであって，まずは水の中から救出して一息つかせてから，泳ぎ方を指導することを想像してもらいたい。

　治療を始めるにあたって，ある程度刺激に対してフィルターをかけ特定の先行刺激が取り出せる状態にする必要がある（図3）。その上でようやく治療開始できるのであって，このフィルターのかけ方には大きく二通りの方法が考えられる。ひとつは物理的な方法，もうひとつは薬理化学的な方法である。

　以前は薬物治療が発展途上であったために，この物理的な方法の出番が多かったが，その分先行刺激を丁寧に分析し繊細な治療とならざるを得なかった印象を受ける。物理的なフィルターのかけ方とは何か，要するに入院環境を利用し

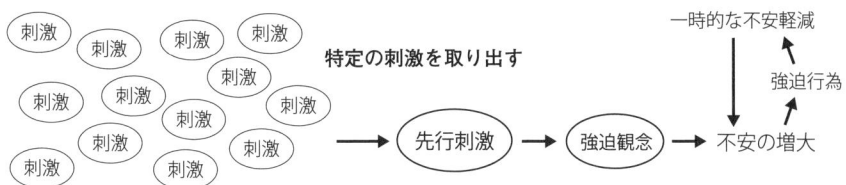

図1　ERP のための特定の先行刺激

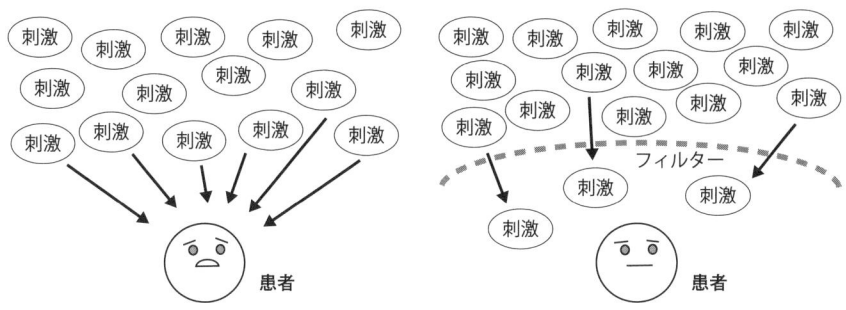

図2　病的な不安が上昇した状態　　図3　フィルターをかけると…

て先行刺激を限りなく統制した治療環境を整えることである。精神科病院においては保護室を活用することも多かったように思う（もちろん患者の自宅環境で家族らの協力の下，同様の介入も可能であろうが，成功することは少ない）。

　薬理化学的な方法とは薬物治療のことであり，適切な薬物治療によって病的な不安や強迫観念の出現を減弱させて，特定の先行刺激を弁別できる状態に患者を導くことである。

　両者ともやっていることの目的が一緒であることに注意していただきたい。

　物理的な方法と薬理化学的な方法，それぞれに自験症例をあげて詳説してみる。（以下の症例ではすべてプライバシー保護のため細部を変更してある。）

1）物理的な方法

【症例 1】

> 20 代後半の独身男性。「何か汚いものをつけられたのではないか」という不潔恐怖の症状から，転居するなど回避を繰り返し，最終的には実家のこたつ周辺 1 畳あまりの空間から不安で身動きすることができなくなり，受診に至った。病棟見学の最中も絶えずびくびくと周囲に反応しており，不安緊張感が強く伝わり，会話も上の空という印象であった。

この症例は外来治療がとうてい無理な状態にあり，即日入院治療となった。強迫症状のために疲弊して抑うつ状態にもあり，周囲の刺激に対してありとあらゆることで不安緊張が高まって，刺激の弁別ができない状態にあった。そのため強迫症状に関する理解力や不合理感は充分に認めたが，不安階層表作りは無理であった。

まずは充分休養してもらうための環境づくりとして，寝る場所や食事，排便や入浴，更衣など生活上必要な病棟生活の取り決めを行った。その目的は強迫症状で疲弊しないよう，強迫観念が惹起される先行刺激を限りなく統制した環境を整えることにある。

4人部屋にある自床を終日カーテンで覆い，人が出入りしないようにして，私物の持ち込みも最小限とし，食事は看護者が自室配膳することにした。その上で充分休養してもらってから，治療者同伴で少しずつ ERP の治療課題を始めていった。

この症例は治療の結果，最終的には強迫症状も軽快し自営業を始められるまでに改善した[9]。

2）薬理化学的な方法

【症例2－1】

> 20歳代後半の主婦。6年前第1子出産後より症状が出現。「子どもが何か病気になるのでは」という心配から，尿便や洗剤などに対して不潔恐怖が生じてきて，次第にただ歩いていたり日常生活のふとした瞬間に「子どもに何か悪いことが起きるのでは」と心配になって身動きがとれなくなってきた。

この症例は外来初診時，病院の廊下を歩いてくる途中でも突然立ち止まり，しばらくじっとそのまま頭の中で打ち消し行為をしており，一挙手一投足で「子どもに何か悪いことが起きたのではないか」という強迫観念が生じる状態にあった。入院治療も検討したが患者自身が望まず，強迫症状に関する理解も良好であったために外来治療でやってみることになった。

ただしこのままでは患者にいくらやる気があっても ERP への導入は困難であり，まずは充分な薬物治療を試みた。この症例には SSRI（選択的セロトニン再取り込み阻害薬）であるフルボキサミンを 200mg／日以上量投与した。その結果病的な不安が軽減し，子どもに触れるとか洗剤の横を通るなど，特定の先行刺激さえなければ強迫観念が生じなくなり，ERP への導入が可能となった。

この症例はその後，強迫症状自体は生活にほとんど支障ないレベルに軽快し，現在まだ治療中である。残念ながら強迫症状治療で最後の「詰め」が残っているため完治の状態ではない。その「詰め」とはどういうことなのかは，「4．曝露もしくは反応妨害が不充分な場合」で説明する。

患者自身の治療したい気持ちはあって強迫症状に関する理解や洞察が悪いわ

けでもないのに，治療がうまくいかない症例で本項のような問題が見受けられる。とにかく病的な不安が強すぎて，ERPが有効なことはわかっていてもとうてい治療に取り組めない状態である。そもそも先述したように先行刺激の弁別が不可能で，ERP自体が成立しない。それなのに物理的に入院環境の利用をすることも，充分に薬物治療することもしなければ，治療は停滞というかそもそも始まらない。そのまま経過すれば患者が無力感で絶望し，ドロップアウトしてしまう結果に至ることは想像に難くない。

　まずは強迫症状の治療を始める上で，本項で指摘した問題点を治療者が理解しておくことが必要だと思う。理解できていないために，薬物治療を行っても薬物選択や使用量が不適切である場合が多い。また症状のために薬物治療が難しい症例も考えられる。例えば患者が化学物質に対する恐怖感から薬物治療を望まず，薬物治療が充分に行えない場合などである。しかし薬物治療が利用できないとか効果が不充分ならば，物理的な方法によって刺激を統制するしかないと思う。その場合が入院治療の適応であることに治療者が気づく必要がある。たとえ入院させたとしても，不安を軽減するために刺激を統制する必要性を理解してなければ，病棟内にある先行刺激に反応して患者が逃げ出してしまうおそれがある。本項の問題点が理解できていないということは，こういった治療の失敗を招きやすいということである。

　ERPが有効な強迫症状であっても，病的な不安と強迫観念の出現をある程度軽減させなければ治療が始められないことを理解する必要がある。本項にあげたのはERPを始めるための準備段階に当たるわけだが，この段階自体がすでに刺激統制法などの行動療法の技法を用いた治療になっていることにも着目しておいてほしい。

2．治療へのモチベーションが引き出せない場合

　患者自身の強迫症状治療へのモチベーションが引き出せないという問題は，治療時期によって大きく二通りに分けられるように思う。まずは治療の初期，治療導入時期において治療へのモチベーションが引き出せない場合である。そしてもうひとつは強迫症状の治療がある程度進みながらも，治療途中で治療へのモチベーションが引き出せなくなった場合である。それぞれにモチベーションが引き出せない，という意味が少し異なる。

1）治療の初期，導入時期において治療へのモチベーションが引き出せない

そもそも患者は医療機関を受診しているわけで，まったく治療へのモチベーションがないということはあり得ない。ただ，受療へのモチベーションが患者以外の人間，例えば強迫症状に巻き込まれ苦しんでいる家族にある場合も多い。また，強迫症状の治療以外のところに患者のモチベーションが向いている場合もある。そもそもOCDの中に，疾患特性として治療へのモチベーションが低い一群も存在する。例えば発達障害圏内での強迫症状などはその代表ではないだろうか。だからといって，患者のモチベーションが低いのだからしかたない，ですまされないのが臨床である。臨床場面に持ち込まれた問題相互の行動分析をしてみて，強迫症状の改善が問題軽減に大きく結びつくならば，どうにかして強迫症状を治療しなければいけない。その場合は，強迫症状治療へのモチベーションを引き出すこと，作ることがまずは治療目標と考えて治療を組み立てる必要があると思う。

例えば近年話題になっているhoarding（溜め込み）と呼ばれる症候群がある。これは物品の溜め込み行為を主症状とするが，強迫観念や不安の介在が少なく，溜め込み行為に対する不合理感も弱い。よって患者自身の治療に対するモチベーションに欠けるきらいがある。中尾[7]も述べているように，hoardingでの溜め込み行為に至る行動分析は個々の症例で異なり，結果としてhoardingという症候群を形成しているにすぎないと考えられる。以下に提示する症例もhoardingに分類されるであろうし，患者自身は強迫症状を治療するモチベーションはもたなかった。それが生活上の必要から治療せざるを得ない状況に陥り，強迫症状の治療に至ったという経過である。

【症例3】

> 50歳代後半の主婦。離婚後，子どもたちは独立したために単身生活。
> 30歳頃，子どもが何でもゴミ箱に入れることから，ゴミの中に大事な物が混入しているのではと心配し，捨てる前に繰り返し強迫的なゴミの分別が始まった。次第に気になってゴミが捨てられず，溜め込むようになった。
> 面接の印象ではADHD的な発達障害圏の欠損が疑わしい人で，生活保護の検診目的で当科受診した。

この症例では，例えば透明と色つきのプラスチック容器をきっちり分別することや，容器をきれいに洗ってまったくぬるぬるしなくなることで気分が「スッキリする」こ

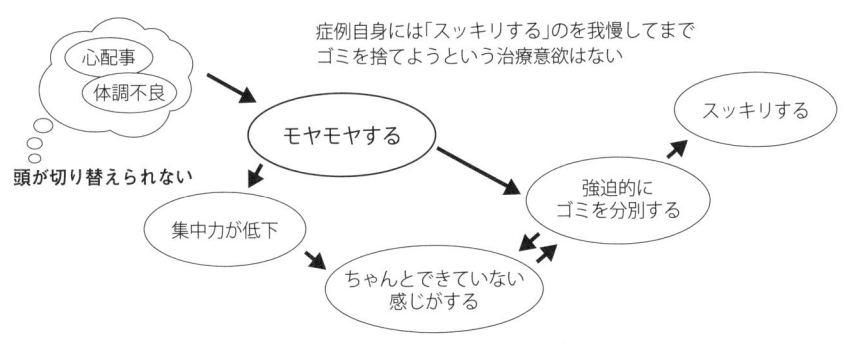

図4 症例3の行動分析

とは快い行動であり，たとえ時間がかかり結果としてゴミが捨てられなくなったとしても止めたいとは思ってなかった。この症例の行動分析は図4のようになる。強迫症状ではあるが不合理感は弱く，生活上の心配事や体調不良で「モヤモヤする」気分になるとよけいに「スッキリする」目的での強迫行為に没頭する傾向が認められた。しかし「モヤモヤする」気分では同時に集中力が低下しているために，強迫的なゴミの分別がきちんとできてないと感じてしまう。よって分別にさらに時間がかかり，そのうちまだ分別できてないから後で分別しようと考えて溜め込みに至る。治療経過中に自宅の様子を写真に撮ってきてもらったが，分別を保留してゴミ袋にとりあえず詰め込んだものが，自宅マンションの一室を占拠し，ピラミッドのように積み重なり天井に届いていた。

　患者は強迫的なゴミ分別や溜め込みを，止める必要があるとは思っていなかった。しかし生活保護申請という問題が発生し，事態が動いたのである。生活保護受給には現在住居しているマンションの家賃は高すぎて，転居しなければいけない。しかし溜め込んだゴミを処分しないことには転居先に荷物が収納できない。強迫症状に対する不合理感も治療へのモチベーションももっていなくとも，生活保護を受給したい転居したいというモチベーションはもっていた。そこで，転居するためにはゴミを捨てなければいけない，ゴミを捨てるためには分別を納得できなくても我慢しなければいけない，という方向に患者のモチベーションを向けたのである。

　スッキリしないままわざとゴミを（患者が納得するようには）分別せずに捨てる，という治療を始めた。部屋や区域を区切って，一区画ずつゴミを捨ててもらい，新しく出るゴミに関しても，わざと洗わずにゴミ袋に詰めて見直さないなどの課題をしてもらった。生活保護のケースワーカーに事情を説明し，転居を待ってもらいながら治療を続けた。

　患者は気になることやトラブルがあるとすぐ通院や治療が途切れてしまうので苦労したが，どうにかこうにか治療開始から1年半かけて転居することができた。強迫的なゴミの分別はあまりしなくなったが，転居後に生活が落ち着いてからは治療中断し

これは強迫症状自体に対する治療のモチベーションがないながらも，生活上の必要から強迫症状の治療に患者を取り組ませるに至った1例である。

次は患者自身の治療意志は弱いが周囲が困っており，なんとかして巻き込みや強迫症状のエスカレートを防止する方向へと，患者のモチベーションを高めることが治療目標となっている症例である。

【症例4】

> 50歳代後半の男性。もともとは熱血サラリーマン。病気により数年前から徐々に視力低下し，2年前からはほとんど失明状態である。
> その頃より，生活全般に気になることがあると記録を取り確認し，確認に妻を巻き込む。周囲の説得で1カ月だけ入院し，最も問題とされた強迫的なラジオの録音だけはやめたが，退院後も終日確認行為に妻を巻き込み家族が困り果て，退院後1年たってから当科を紹介受診。

この症例の場合，強迫症状はあるのだが強迫症状をとりまく行動分析が複雑で，問題の根底には失明による心細さが存在した。元来強迫傾向はあり，気になれば何度も確認するなどしていたが生活に支障はなく，仕事の内容がスケジュール管理や秘書業務のようなものであったため，むしろ適応的な行動として機能していた。そしてもともと夫婦関係について夫唱婦随が当然であり，妻は夫につき従って当然だという考え方を強くもっていた。

強迫症状を中心にした行動分析は図5のようになる。

確認行為の対象は，患者以外にとっては何の意味があるのか理解できない些細なものばかりである。例えば日没の時間や野球中継の結果など，たまたまその時気にし始めたとしか思えない内容である。視力が少しはあった時はそれを紙に大きな字で記録し満足いくまで何度も書き直させ，数十枚ある中でどれがよいか妻に繰り返し聞き，満足した記録をコピーさせるといった一連の行動であった。その後，視力が失われてしまうと何度も満足するまで録音を繰り返し，それを妻に聞かせ間違いないかを確認する行動となり，正確かどうか気になると電話で局に問い合わせていた。不合理感は弱く，自分が好きでやっているのだから迷惑はかけていないし，自分が目も見えずに困っているのだから妻が手伝うことは当然だと考えていた。

離職せざるを得ず時間を持て余すようになったが，新しく点字や盲人用パソコンの操作を学習することに難しさを感じており，強迫行為に没頭することが患者にとって心細さを紛らわせる対処行動として大きく機能してしまっていた。強迫行為に妻を巻き込むことは，強迫症状に関する不安を軽減させるとともに，妻に絶えず横にいても

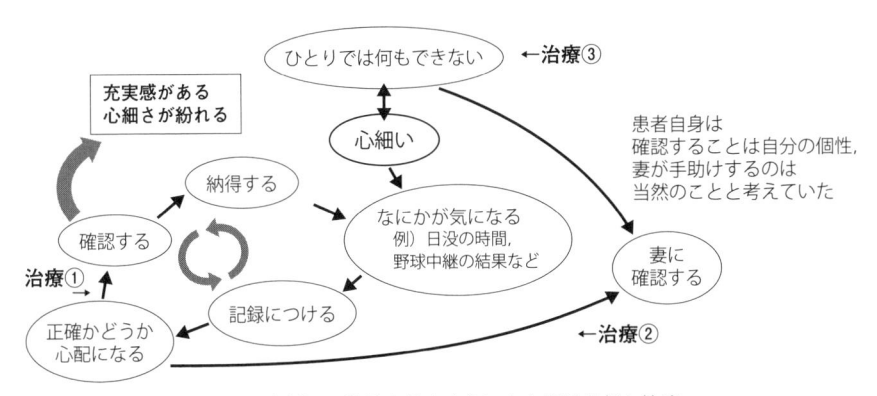

図5　症例4の強迫症状を中心にした行動分析と治療

らうことで心細さがやわらぐという二重の意味に機能していた（図6左）。

　先の入院治療を，患者は家族から罰を受けたと捉えており，もう入院させられたくないからと少しは我慢して，入院時に問題とされたラジオの録音だけはまったく止めていた。しかし家族の前では決して認めないために患者ひとりだけの面接で聞くと，確認すればするほど気になってくることを認めており，強迫行為による維持増悪のメカニズムが存在していた。確認回数を減らすなり強迫行為をしないことで不安感があるまま過ごした方が不安の増悪は少なく，反応妨害は有効であると予測された。だがそれは強迫症状の治療としては有効なものの，同時に妻が自分から離れて不安になり，目の見えない心細さに直面しなければいけないことを意味した。患者は，強迫症状を治療することでそれらの不安や心細さに苦しまなければいけないことを危惧しており，強迫症状を治療するモチベーションが引き出しにくい理由はそこにあると思われた。

　この症例に対する治療介入の方向を3つに分けて考えた。まずひとつは強迫症状自体に対する治療①である（図5）。あえて確認したくなる刺激に曝露するわけではなく，反応妨害法が中心となった。家族を同席させない面接で，これまでの経験をふまえて過度に確認する方がかえって不安が上昇して納得できなくなることを学習してもらい，確認行為を減らすように教示を繰り返した。それと同時に2つ目の介入として，妻の巻き込みに関する治療②を行った。強迫行為への巻き込みが妻にとって苦痛であり，患者に対する愛情と強迫症状に付き合うことは別物であることを，家族面接で繰り返し伝えた。患者と妻だけでは夫婦喧嘩の様相を呈して話し合いにならないので，患者が冷静に意見を聞くことのできる相手として，息子さんに同席してもらった。巻き込みがひどすぎる場合には，子どもたちの協力の下に妻が数日間家を空けてあえて患者を困らせ，妻がいかに苦しんでいるかを伝えてみたこともあった。3つ目としてひとりでも没頭できる行動を形成すること（治療③）にした。具体的には盲人用の音声パソコン教室に定期的に通い，自宅用のパソコンも準備してひとりでパソコンを用

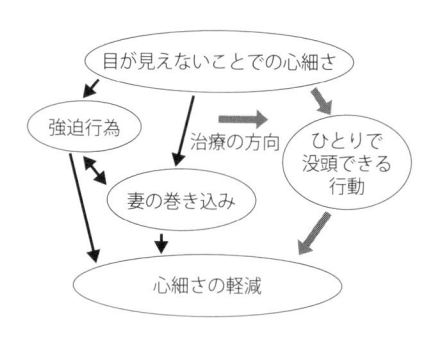

図6　治療による変化の方向

> いた作業に没頭できるように試みた。
> 　その結果ある程度以上には確認行為がエスカレートすることはなく，妻の巻き込みもどうにか耐えられるレベルにとどまり，少しずつは音声パソコンを利用した作業ができるようになってはいる（図6右）。しかしまだまだ治療は難しいと感じており，薬物治療に関してはかたくなな患者の拒否によってまったく行えず，入院治療に関しても先の入院体験から拒否が強いままである。

　本症例では，強迫症状の治療に対するモチベーションがなぜ引き出せないかを行動分析し，モチベーションを引き出すためには何が必要かと考えて治療を行っている。(曝露) 反応妨害法を適用しやすいように，強迫症状をとりまく状況を行動分析し，必要な治療を考えること自体が行動療法なのだと思う。
　治療へのモチベーションを引き出すには，患者自身の意志や希望に沿った治療をしていくことが必要である。前もって治療プログラムを提示してやる気のある人だけ来てもらう治療のやり方もあるだろうが，それだけでは重症のOCDを含む精神科臨床には対応しきれない。特に重症のOCDでは強迫症状に圧倒されてしまっており，どこまでが自分の自由意志でどこまでが症状なのかわからなくなっていることが多い。それでも患者なりにやりたいことや送りたい生活というものが存在している。患者の意志や希望を大切に取り上げて，具体的に詳しく聞いていくことから治療が始まると思う。その内容は一見ばかばかしいものやささやかなもの，突拍子もないものから非現実的なものでも構わない。少なくとも患者のモチベーションが向いている方向性が定められる。そこから治療に向けたモチベーションを引き出すために，患者の意志や希望を具体的で達成可能な目標に整理していくのである。ここに課題分析という行動

患者が「普通の生活」を望む，では「普通の生活」とは？
 ＃1　普通に洗濯・物干しができる
 ＃2　普通に買い物ができる
 ＃3　食事がどこでも普通に食べられる　　　→　これら「普通の生活」が
 ＃4　普通に好きな台でパチンコが打てる　　　　実家でできるようになることを目標
 ＃5　普通に1〜2日に1回の入浴ができる
 ＃6　普通の時だけに手洗いをする

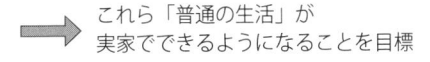

　　　　　図7　症例1が望んだ「普通の生活」の構成要素

療法の技法が用いられる。

　課題分析というのは獲得目標となる行動を，その構成要素としての行動に細かく分けていく考え方である。例えばアルバイトができるようになりたいなら，仕事に行けるように定時起床できる行動が必要だし，通勤のために交通機関が利用できなければいけない，身だしなみを最低限整える必要もあり，そもそもアルバイトをどうやって探すのか，応募するにはこれまたどういった行動が必要か，というように行動を必要となる細かい要素に分けて考えていく。その上で，構成要素それぞれの行動獲得には何が必要かを考えて，ひとつひとつを学習させていくことで全体の行動を形成していく技法である。

　例えば「1．病的な不安が強すぎる場合」にあげた，症例1で説明してみよう。この症例は治療開始時にはありとあらゆる生活上の刺激で強迫観念が惹起され，先行刺激の弁別は困難で不安階層表が作成できない状態にあった。患者は「普通の生活ができるようになりたい」とだけ治療への希望を訴えた。それに対し，患者の考える「普通の生活」の構成要素を具体的にあげてもらった。それが図7にある6項目である。とてもパチンコが好きな人だったので，「普通に好きな台でパチンコが打てる」という項目が構成要素にあがっている。そのパチンコ台は出るとわかっていても，隣に気になる人が座ると何か不潔な物をつけられたのではないかという強迫観念が生じるために台を去らねばならず，それがとても悔しいと話していた。そのためには隣にどんな人が座っても台を代わらないですむようになることだし，強迫観念が浮かばなくなるかやり過ごせるようにならなければいけない。そのためには強迫症状の治療が必要なのだと，患者の希望に沿った先に治療が位置づけられるわけである。

　病棟内で患者の考える「普通の生活」を送る上で必要な行動がとれるようになること，次にもともと生活していた自宅環境でも同じく「普通の生活」が送

られることが治療の目標となった。まずは病棟生活での必要性が高く、治療に取り上げやすい「普通に洗濯・物干しができる」行動を取り上げ、次のように面接した。

 治療者：今はどこが普通じゃないと思う？
 患者：同じものを何回も洗うこと。
 治療者：毎回何回も洗うの？
 患者：毎回ではないと思う。
 治療者：じゃあどんな時に何回も洗うの？
 患者：自分で納得いかない時。
 治療者：何が納得いかない時に？
 患者：ちゃんと洗えてるかどうかが。
 治療者：洗えてないとどうなると思うの？
 患者：自分がどうにかなる。
 治療者：どうなりそう？
 患者：身体が触れたとこがなんか病気になりそう。
 治療者：本当に病気になる？
 患者：あり得ないとは思う、だから普通じゃない。

　患者は「普通になりたい」というモチベーションをもっており、このやり取りから「普通じゃない」のは「なんか病気になる」という強迫観念が浮かぶからであって、強迫観念が浮かばなくなることが「普通になる」ことだと理解するようになる。そして患者のモチベーションは曝露状況で強迫観念が浮かばなくなるにはどうすればよいのか、という方向に向かうことになる。そこでERPという治療技法の説明になり、患者の強迫症状の行動分析とその説明、実際に曝露するとはどういうやり方なのか、反応妨害するとはどういうことなのか、患者に理解できる言葉で説明を行う。それからようやくERPを中心にしたOCDの治療が始まる。
　強迫症状が軽症であったり患者の健康度が高い場合には、この過程を無視できるか雑に行っても大丈夫かもしれない。だが、複雑な症例ほど丁寧に考えておかないと治療が失敗するおそれがある。何がどうなることが強迫症状の治療なのか患者が理解できて、かつそれが患者の意志や希望に沿ったものであることが、治療導入時には必要だと思う。考えてみればERPという治療は、これまで避けるほど恐ろしかった先行刺激に対してわざと曝露して、なおかつ唯一

の不安軽減法と信じていた強迫行為をせずにすませるのだから，患者にとってみればたまらない経験である。治療の意味や目的を患者がしっかり理解できた上で，なるべく早期に治療効果を実感できるようにしないと気の毒である。患者のモチベーションを強迫症状の治療に向ける手間を省略しておきながら，モチベーションが足りないなどと一方的に言うのはもちろん論外だと思う。

2）治療がある程度進んでから治療へのモチベーションが引き出せない

この場合はERPなりの治療が有効で，ある程度強迫症状が軽減して，当座の生活に困らなくなったために治療が停滞している状態である。例えば入院患者だと，病棟内でだけは強迫症状で困らずに生活できるようになったが，自宅など本来の生活場所は強迫症状を引き起こす先行刺激が多数あるため，まだ回避している状態を指す。そのため患者は外泊や退院をためらい，治療がそれ以上進まない。ひどい場合は，強く退院を勧めた結果，自宅に戻らず新しい回避先として新居を病院近くに構えることすらある。

再度念を押しておくが，この状態は決してOCDが治っているのではない。SUD上で最上級の不安が惹起される先行刺激に曝露されたとしても強迫行為を行わずに対処できるようになった状態が，治ったと呼べる状態だと筆者らは考えている。治療途中の中途半端な状態のままだと，例えば別の生活上の不安など些細なことから強迫症状が増悪しやすいし，別の強迫症状も出現しやすい。それが治療者，患者ともにわかった上で治療を仕切り直すのならばそれもよいが，この状態をとりあえず治った状態と認識してしまうことは問題だと思う。

こういった治療の停滞という形でモチベーションが引き出せなくなった場合について症例をあげてみたい。

【症例5−1】

> 30歳代後半，主婦。3年前転居後よりゴミを対象とした不潔恐怖症状が出現増悪し，頻回の手洗いや常にウェットティッシュを持ち歩き気になるところを拭く症状で生活困難になっていた。転居により紹介にて当科受診。

この症例の強迫症状自体は典型的な不潔恐怖で，ERPが有効であった（図8）。ゴミ箱の横を通ることから，冷蔵庫のチルドルームを開けるなどへ，段階的な曝露の課題を進めて反応妨害を行っていった。その結果外来治療のみ約1年半の経過で，掃除や料理など普通に家事ができるようになり，特に生活上困らなくなった。ただし，不安階層表で最上級の不安を惹起する刺激である，マン

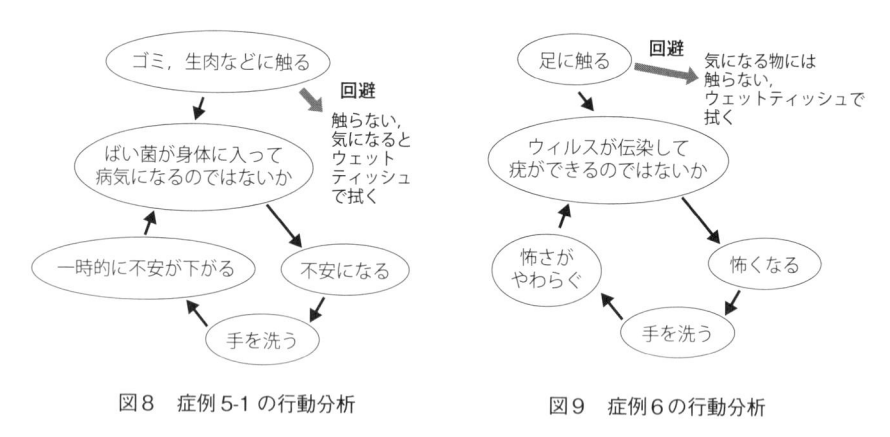

図8 症例5-1の行動分析　　　図9 症例6の行動分析

ションのゴミ捨て場やそこに通じるドアに触れることだけは回避しており，ゴミ捨てに関してだけは家族任せにしていた。曝露の課題が途中で止まったままなのである。これでは強迫症状が再増悪しやすいのだが，その危険を重々患者に伝えた上で，現在も経過観察と薬物治療継続のために外来通院を続けている。毎回苦笑いしながら，曝露の課題を試みてないことを確認し合う面接をしているが，今後症状の増悪なり転機があれば治癒に向けてのモチベーションが高まるかもしれず，それらがわかった上での治療停滞である。

　もうひとつの症例はそういった転機が生じて，治癒に向かった症例である。

【症例6】

> 20歳代後半，主婦。6年前に足底に疣ができ，皮膚科で伝染すると聞いてから怖くなり，疣が治ってからも足底が触れず，触れない場所や物が拡大していった。頻回な手洗いやウェットティッシュを持ち歩くようになり，結婚退職後に不潔恐怖症状は増悪した。転居に伴い，当科受診した。

　この症例は当科受診までに精神科治療歴が長くあるのだが，強迫症状に関してはまったく改善していなかった。むしろ退職して強迫行為の機会が増え，転居によって回避が進み，増悪をしていた。強迫症状の行動分析自体は図9のように，ERPが有効な典型的なものである。不安階層表を作成し，例えば自宅の棚，髪の毛，などの順に曝露して手を洗わないという反応妨害を進めていった。この患者は入籍して夫と同居していたが，結婚式はまだ挙げておらず，結婚式を挙げたいと考えていた。しかし実家および両親が強い不潔対象になっており，結婚式で両親に接触する機会を恐れていた。なんとかして結婚式を挙げたいという患者のモチベーションに導かれ，ERPによる治療は順調に進んだ。

症状が改善し無事に結婚式は挙げられたのだが，そこで患者のモチベーションが尽きてしまった。実際には6年前実家にいた時に使用していた物品が，実家の一角にしまい込まれており，それらが最も強い不安を惹起する曝露対象であることはわかっていたのだが，生活に支障がないこと，何よりも念願の結婚式を挙げられたことで，曝露の課題は保留されたまま数ヵ月が経過した。ただしまだ治っていないことは説明し，ささいな不安で症状増悪しやすいことを警告した上で，通院治療が中断しないように注意しておいた。

　そんな折，大きなハプニングが発生した。よりにもよって夫の足の裏に疣を発見したのである。それからは大パニックで，これまで改善していた強迫症状も一時的に悪化してしまった。警告通りであったことを患者に伝え，夫とともに皮膚科を受診して伝染するようなものではないことの説明を受け，夫は疣の治療をして治癒し，患者は改めてERPの治療を再開した。今回は避けていた実家の物品への曝露まできちんと行い，疣が伝染するのではという強迫観念に関する不潔恐怖症状を完全に治すことができた。その後は仕事復帰して忙しくなり，OCDに関して軽快した状態で治療中断となったが，今回は中断を許した。症状増悪時は連絡があるはずだが，まったく連絡のないまま2年以上経過している。

　ここであげた治療途中でモチベーションが引き出せなく停滞した場合は，とにかく治療者，患者ともにOCDが治癒していないことを理解しておくことが重要だと思う。治癒していないのだから，治療としてはフォローアップを丁寧に行う必要がまだあるということである。

3．強迫症状の行動分析が不適切な場合

　ERPという治療技法についてこれまで何度も触れているが，改めてこの治療技法が強迫症状に対してなぜ効果を生じるのか説明しておきたい。そこを理解しておくことが，ERPが有効な強迫症状とそうではない症状とを見分けるために必要だと思うからである。

　ERPによる治療効果が期待できる症状とは，図（p.22 図2参照）のような行動分析が可能な強迫症状である。ここで注目すべきなのは，強迫行為によって一時的ではあるが強力に強迫観念に伴う不安が軽減している点である。だが強迫行為によって下がった不安は，時間経過や強迫行為をやめることによって再度上昇してしまうために，またもや強迫行為で不安を下げざるを得なくなり，悪循環に陥ってしまう。患者にとって，強迫観念に伴う不安は強迫行為によって下げるしかないと不適切な学習がなされ，不安を生じさせないため先行刺激

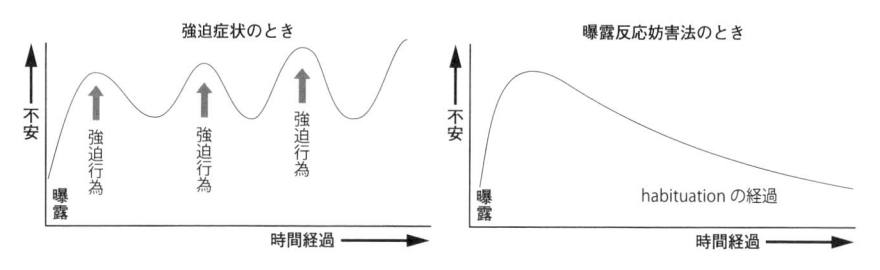

図10　強迫行為による不安軽減と habituation による不安軽減

を避けるようになる。この状態にある患者に対し，あえて先行刺激に対して曝露させておいて，強迫行為をしないで自然経過で不安が下がることを体験してもらう手段がERPだと考えてもらいたい。

　また，強迫行為による不安の軽減のほうが，自然経過でもたらされる軽減に比べると即時性が高いように感じる。これはもしかすると患者が強迫行為による不安軽減になじみすぎていて，強迫行為によらない不安軽減に対する感覚が鈍くなっているからかもしれない。そのため，患者にとって曝露後に反応妨害を受けて強迫行為をせずに時間経過を待つことには，ためらいと苦痛が伴う。なじんでいてかつ即時性の高い対処法で，さっさと不安を軽減させてしまいたいと感じるからである。そうなるのがわかっていてなお意図的に先行刺激に曝露して，強迫行為をせずにすませるというのだから，ERPという治療を行う上で患者の理解や協力，治療へのモチベーションが重要であることがわかってもらえるであろう。

　曝露後に自然経過で充分に不安が軽減する現象を habituation（馴化）と呼び，この現象の出現が，ERPによる治療効果が生じているかどうかの主な指標となる。自然経過で下がった不安は強迫行為の時とは異なり，再び上昇することが原則ない（図10）。不安の推移を軸とした強迫症状に対して，不適切な学習を修正するための学習法が，ERPなのだと考えておいてほしい。

　ERPを用いることができる強迫症状には，まずこういった強迫行為の不安軽減効果による不適切な学習が成立していて，かつ特定の先行刺激によってほぼ確実に強迫観念とそれに伴う不安が惹起されることが必要である。「1．病的な不安が強すぎる場合」でも述べたことだが，ERPを行うには特定の刺激が強迫症状の先行刺激として，他の刺激と弁別されなければいけない。そして

その刺激は確実に先行刺激として機能しなければERPにならない。なぜならば同じ条件下で同じように曝露しても，強迫観念が生じたり生じなかったりするのでは，治療としての曝露を生じさせることができないからである。ただし注意も必要で，「4．曝露もしくは反応妨害が不充分な場合」で述べるが，曝露状況に関する単なる見落としである可能性も残されている。

繰り返すが強迫症状を見分ける上で，不安の推移を軸とした強迫症状か，強迫症状の先行刺激が特定できるのか，という2つの視点は重要となる。この視点から強迫症状を行動分析した結果が，先にあげたERPが有効な強迫症状の行動分析（p.22 図2）と異なるなら，別の治療技法の適応かもしれない。

行動分析の結果から別の治療技法適応となる場合を，実例をあげながら説明してみたい。

【症例7】

> 30歳代前半，男性。独身で実家に住居。
> 3歳の頃よりマンホールの上を何度もなぞる行為が見られ，特に小学校高学年からは強迫症状が目立ち自覚的にも困るようになった。高校時代から転々と長い精神科治療歴がある。学業成績はよく，一流大学中退後に塾講師として働いている。患者自ら行動療法による治療を希望して当科受診。

この症例はずいぶん遠方から来院しており，精神科治療自体は地元で受けつつ，行動療法を用いた治療に関するアドバイスを受けるために来院していた。面接時ややぎこちなく堅苦しい印象だが疎通性は良好で奇妙な点はなく，とにかく知的な理解力が高い人だという印象を受けた。生活歴や病歴からは，特定の発達障害概念にはあてはめにくいが，発達障害に通底する何らかの脳機能の脆弱性が疑わしいと考えた。患者が強迫症状として訴える症状には，よく行動分析してみると2種類の症状が混在していた。

その行動分析の結果が図11，12である。不安が介在した強迫症状も存在し，それらにはERPが有効性を示したが，注目すべきは図12に示した強迫症状である。ふとした弾みに前歯のずれが気になることから始まる症状で，この症状では舌で前歯のずれた位置をなぞるという行為によって違和感が軽減していない点に注目した。むしろ舌でなぞる行為によって意識がその部分に集中し，そのためにさらに違和感が増悪していた。症状自体の印象はチックやトゥレット症候群に近いものである。何度も舌で前歯のずれをなぞる行為をするうちに精神的に不安定になりイライラし始め，その状態が図11のような強迫症状も誘発しやすくしていた。図12の強迫症状にはERPの有効性が期待できないと考えられた。

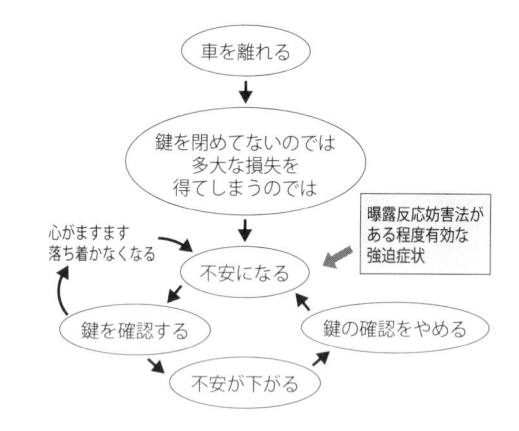

図11　症例7の行動分析①

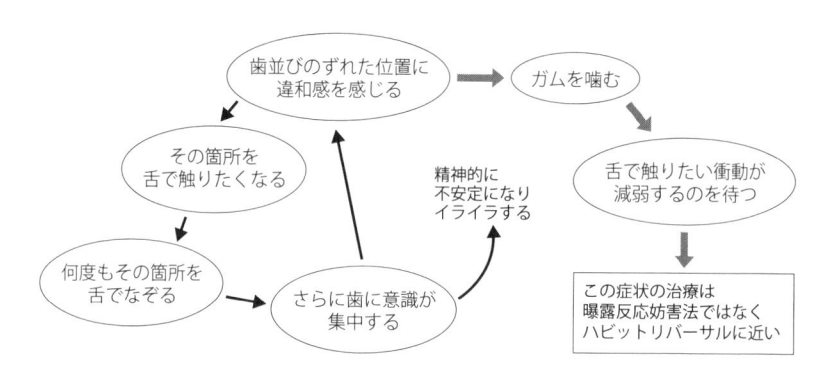

図12　症例7の行動分析②

　症状の出現場面について患者に詳しく聞くと，食事の時はむしろ症状が出現しないことがわかった。そこで，違和感を感じ始めるとガムを噛み，舌で触りたい衝動が治まるのを待つという対処行動を試してみた。その結果，30分〜1時間すれば衝動は治まり，治まった後でも以前であればまた違和感が生じやすかったのに，比較的長時間治まったまま過ごせるという手応えを述べた。結局この強迫症状に関する治療は，ハビットリバーサルに準じた治療技法を用いたことになる。

　近年改めてトゥレット症候群のチックに対してハビットリバーサルを中心とした行動療法の有効性が報告されている[6, 8]ことは興味深い。本例では，同一症例の中でもそれぞれ行動分析が異なる強迫症状が含まれうる点にも注目してほしい。そして行動分析をする上で，強迫行為による不安軽減（この症例では違和感の軽減）が存在するかどうかに注目している点，治療介入時を含めて先行刺激状況を意識している点がやはり重要であると思う。

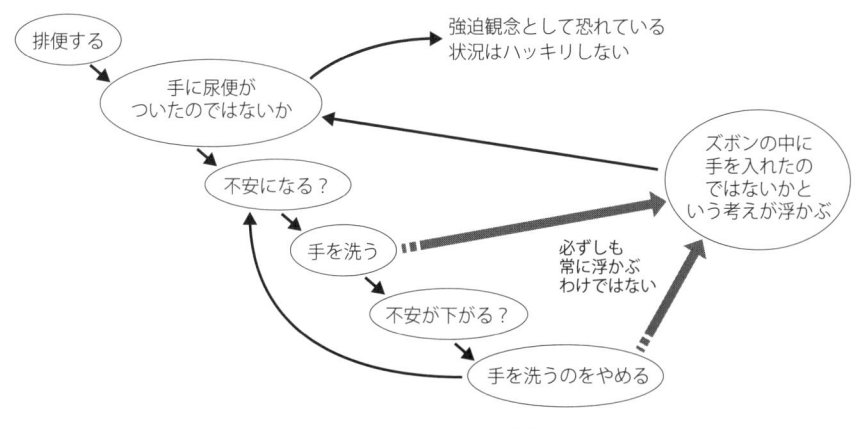

第2章　その治療はなぜうまくいかないのか　49

```
排便する → 手に尿便が      強迫観念として恐れている
         ついたのではないか    状況はハッキリしない
              ↓           ↑
           不安になる？            ズボンの中に
              ↓                  手を入れたの
            手を洗う              ではないかと
              ↓     必ずしも     いう考えが浮かぶ
          不安が下がる？ 常に浮かぶ
              ↓     わけではない
         手を洗うのをやめる
```

図13　症例8の行動分析

次の症例も遠方から通院していたのだが，現在は中断している症例である。

【症例8】

> 20歳代半ば，男性。独身で実家に住居。同胞に統合失調症の家族負因あり。
> 18歳頃より手洗いや確認など多彩な強迫症状が出現するが，症状は一定せず自然軽快していた時期もあり，つい最近までサービス業に従事できていた。
> 精神科での治療は20歳頃から転々と受けていたが，これもまた一定しない。自ら行動療法での治療を希望し，母親同伴で当科受診。

　幻覚妄想など異常体験の言語化はないので操作的診断だけでは統合失調症の診断は難しいが，強迫症状を含めた汎神経症性の症状を転々と呈してきた病歴で，家族負因を含め限りなく統合失調症が疑わしい症例である。面接時は，困っている割に緊張感がなく思考にまとまりがやや欠ける印象を受けた。この患者の訴える強迫症状は図13のような行動分析になった。

　ここで取り上げたのは不潔恐怖様の症状であるが，ほかにも加害恐怖様であったり多彩な強迫症状がまとまりなく訴えられた。行動分析の結果からまず注目すべきは先行刺激が一定しない点である。いくら生活の実例に沿って詳しく何度聞いても，このような行動分析になってしまう。手を洗っている最中に自分がいつのまにかズボンの中に手を入れたような気がすることがあり，それはどこで手を洗おうが，手の洗い始めであろうが終わりであろうが，まったく一定しなかった。ズボンの中に手を入れたという映像が浮かぶのか感覚なのか，聞けば聞くほど不明瞭で，不合理感も問えば「あり得ないこと」と一応は答えるだけである。強迫観念自体も不明瞭で，尿便が付着したままになることで他人に迷惑をかけると思うのか，病気になるのではないかと恐れるのか，これも聞けば聞くほどわからない。手を洗うという強迫行為によって不安が

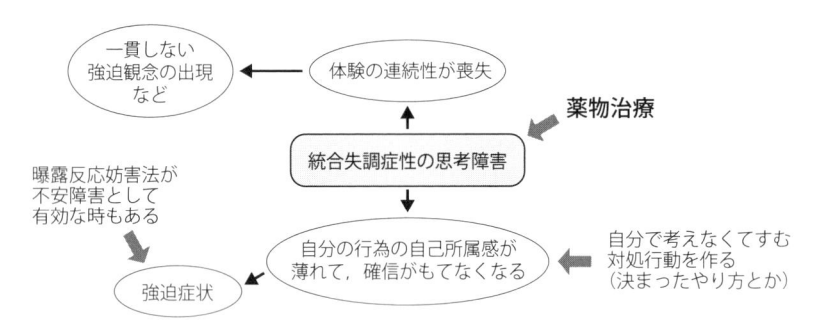

図14 統合失調症における行動分析の例

下がるのかと問えば，下がるような下がらないような返事に終始し，むしろ本当に手を洗えているのかどうかがわからないので繰り返し洗うようであった。
　このように先行刺激が一定せずに，行動分析がまとまってくれないのが統合失調症圏の強迫症状に多い特徴だと思われる。ただし注意が必要なのは，治療者が充分具体的に質問できていない可能性や，思考行動を含めた行動分析が不充分な可能性もそこに含まれているかもしれないことである。

　強迫症状を含めた問題の基本には，図14のように統合失調症性の思考障害が存在する。いわゆる自明性の欠如と呼ばれる，行為の自己所属感が失われる体験への対処として，強迫行為とみなされる行為の反復は生じている。連合弛緩と呼ばれる思考や体験の連続性が失われていく症状のため，先行刺激が一定せず訴えにまとまりが欠けるなどの現象が観察される。
　ERPの適応は困難で，効果が期待しにくいことがわかっていただけると思う。治療としては，何よりまず統合失調症に対する薬物治療である。同時に自明性の欠如によって生じた強迫症状に対して，自分で考えなくてもすむ対処行動を作ることも有効である。この通りやれば大丈夫だ，というやり方を決めることで，その行為がきちんと行えているかどうかを自己判断する機会を軽減させるのである。本症例だと，例えば正しい手の洗い方をモデリングなどで提示して，その通りにさせるなどのやり方になる。ERPの形式がたまさかそのように機能する場合もあり，お呪いのように3回だけ確認すると決めて安定する場合などもある。症状の始まりは自明性の欠如からでも，そこから症状がエスカレートした部分にだけは一般の強迫症状と同じく，不安が介在した維持増悪のメカニズムが存在することもあり，ERPが有効な部分も存在しうる。その

ため本例のように行動分析される OCD に対して，ERP が有効だと誤解されることもある。だが治療経過を追えば決して治癒することはないはずだし，治療効果が habituation で生じているのかどうかをよく観察しておく必要がある。

異常体験の言語化がない統合失調症では，強迫症状が本例のように行動分析されても OCD とだけ診断されてしまい，無駄に近いような治療努力がなされることも多い。一般に，統合失調症圏内の OCD を治療することはとても難しいと筆者は考えている。そこには発達障害の思考障害などとは異なり，統合失調症性の思考障害が安定しておらず徐々に増悪していきやすいことも関与していると思う。依然として統合失調症という病気は難治で底知れない疾患であることに変わりないのである。

次は発達障害，軽度の精神遅滞での強迫症状である。

【症例9】

> 10歳代後半女性，独身。実家に両親と住居。
> 小学生高学年から不登校が始まり，中学はほとんど不登校。中卒後アルバイトを転々とするが長続きせず。中学生時より精神科医療化されていたがフォロー先は転々としており，一貫した治療を受けられていない。
> 16歳頃より特に契機なく強迫症状が出現し，数を数えながら動作をするなど日常生活全般に時間がかかるようになった。自分から行動療法を受けたいと希望して，紹介にて当科受診。

この症例も遠方からの受診で現在も通院中である。面接時の可愛らしいが素直で単純すぎる様子や理解力，生活歴などから発達の問題が疑われた。添書の情報など見るとIQの実測こそなかったが，特定の発達障害ではなく全般的な精神遅滞と考えられた。その評価については母親に確認し，同意と納得を得られた。

その上で患者の訴えた強迫症状を図15のように行動分析した。

先行刺激は特定できるし，強迫行為によって不安も軽減してはいる。ただし強迫症状をとりまく要素として，能力的な問題から生活全般で不安が強く自信がもてない状態であった。そのため強迫症状は友達や母親と一緒だと出現せず，トイレや入浴などひとりで行動せざるを得ない場面でよく出現していた。また急いでトイレをすませなければいけないとか，時間に間に合わないとかの場面で強迫行為の繰り返しが増えるなど，生活上で不安緊張が高まることで症状増悪していた。強迫症状自体も，例えば儀式的な数かぞえは「1，2，3，4，5！　1，2！」と繰り返し，縁起のいい数で終える儀式的な意味よりも，踏ん切りをつけるための号令のような印象が強く，数えているうちに数えた数がわからなくなりさらに長くなっていた。強迫観念や強迫行為の意味に関しては能力的な問題からうまく言語化できないことが多かった。

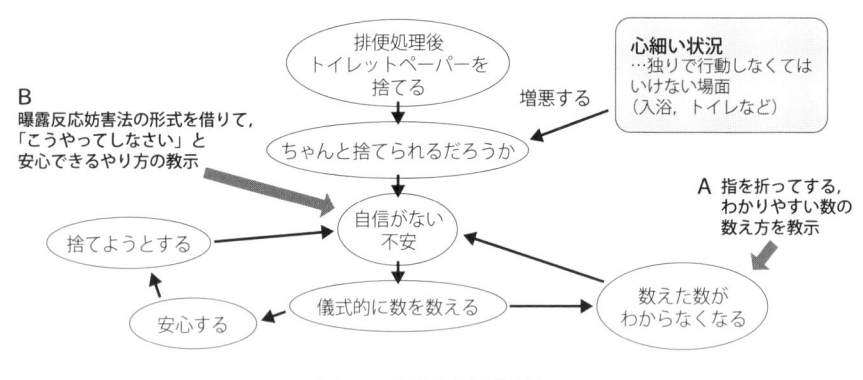

52　第Ⅰ部　強迫性障害とその辺縁群の分類と治療の工夫

```
                  排便処理後           心細い状況
                 トイレットペーパーを      …独りで行動しなくては
 B                 捨てる              いけない場面
曝露反応妨害法の形式を借りて，         増悪する   （入浴，トイレなど）
「こうやってしなさい」と
 安心できるやり方の教示    ちゃんと捨てられるだろうか

                                            A 指を折ってする，
                       自信がない                わかりやすい数の
                        不安                   数え方を教示
      捨てようとする

          安心する     儀式的に数える    数えた数が
                                   わからなくなる
```

図15　症例9の行動療法

　治療として，とにかく患者に出す指示は単純でわかりやすくするように心がけた。母親の協力のもと，学校がある間はアルバイトをさせないなど能力以上に負荷がかからないようにして，不適応状況をなるべく生じさせないようにした。その上で例示してある強迫症状に関しては，まず指を折って数を数えるやり方をモデリングして提示し（図15のA），強迫行為をシンプルな形にした。それだけでも数がわからず混乱することがなくなり，強迫症状の最中に焦らなくなった。不安緊張を高まらせないことが患者には治療的に働くため，ERPの治療形式をとりつつ，患者が安心して混乱せずにすむ対処行動を学習させていくつもりで治療した。面接場面でモデリングを多用し，例えば5回ずつ3セット数えればそれで大丈夫，などとより単純化した強迫行為に替えて様子をみて，大丈夫そうになれば回数を減らしていくことでERPとして機能するようなやり方をした（図15のB）。そのうち治療指示を紙に書いては渡し，患者はそれをお守りのように持つやり方で，さらに指示が守りやすくなった。強迫行為は軽減して，生活全般に楽になってきた。

　その後は強迫症状が改善したものの，夏休みなど逆にすることがなくなると食行動関連とか別の問題が生じやすいなど，精神遅滞の不適応としての問題は多く，IQの実測を含め地元病院でのフォローアップに移行していくことを進めている。

　成書にはERPを用いる上での強迫症状として，典型的な強迫症状が行動分析の例（p.22 図2参照）として提示されている。この行動分析の例に強引に患者の強迫症状を当てはめ，むりやりERPを用いて治療してみたがうまくいかない，という失敗例は多いように思う。典型的な強迫症状の行動分析はあくまでもテンプレートにすぎないのであって，自分が治療する患者の強迫症状に応じてモディファイする必要がある。その結果でERPが適応困難とわかれば，別の治療技法を用いればよいのである。ここで注目すべきポイントが先述の2

点，不安の推移を軸とした強迫症状か，強迫症状の先行刺激が特定できるのか，なのである。慣れないうちはこの行動分析の修正が難しいから，ERPが有効な症例を治療するのが望ましい，と筆者は考えるのだ。

　例えば症例7（図11, 12）は，行動分析するとERPが有効な強迫症状もあって当然ERPが有効なのだが，同時に別の行動分析となる強迫症状も存在していた。こちらには強迫行為によって不安が軽減する過程が存在しなかったため，ERP以外で有効な治療技法を試み，結局ハビットリバーサルに準じた治療技法が選択されて有効性を示した。症例8（図13）では行動分析自体があいまいになりやすい上に，先行刺激が一定しなかった。治療技法としては刺激統制の上で薬物治療を先行することとなった。症例9（図15）では，患者の能力的な問題のために不明確であったが，行動分析上で不安の介在も先行刺激の特定も可能ではあった。さらに強迫症状をとりまく行動分析を加えたことで，適応不全をなるべく起こさないために，心細さや不安緊張を軽減するような介入をしておいた。その上で治療者に対する患者の信頼を活用して「この通りにしなさい」と混乱しにくい儀式的な対処法を守らせることで，結果としてERPとして機能するような治療をしている。実はERPを用いた治療の応用なのだが，患者の能力に応じて適用のしかたを工夫しているのである。おそらくただERPを適用したのでは，生活上の適応不全が生じることが波及して強迫症状の治療そのものが成立困難になるか，曝露下での不安緊張に患者が耐えきれずパニックを起こして治療中断していたはずである。

　本項でよく生じるのは，行動分析の結果でERPによる治療効果が期待できないにもかかわらず，ERPを用いて治療しようとして失敗するパターンである。もしくは行動分析そのものが適切に行えてない場合であるのだが，実は経験を積んでいても多い失敗のパターンなのである。

4．曝露もしくは反応妨害が不充分な場合

　ここではERPが有効なはずの強迫症状で，治療がうまくいかない場合について説明していく。具体的には，曝露したつもりなのに実際は充分な曝露になっていない，反応妨害したつもりなのに強迫行為を行っていた，という問題についてである。

　それには，行動分析が丁寧に行えていないことが大きな理由のひとつにあげ

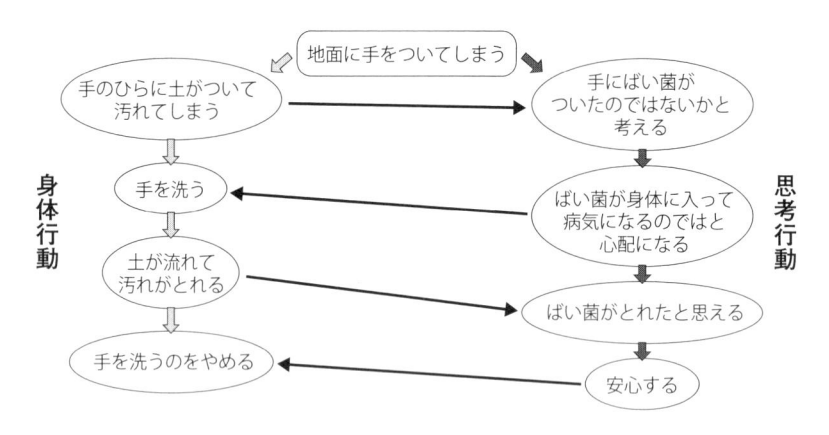

図16 日常生活動作の行動分析例

られる。患者にとって何がどうなることが本当の曝露で，強迫行為をきちんと反応妨害するための見落としがないかを，治療者が把握できていないため生じる失敗である。例えば不潔恐怖の強迫症状であっても，患者が不潔対象に曝露されることで恐れている状況によって，曝露の手段がそれぞれに異なる。自分が病気になることを恐れているのか，子どもや家族が病気になることのほうを恐れているのか，また自分が病気になるにしても不潔な対象が口から入って病気になることが怖いのか，皮膚病のような病気になることが怖いのか，千差万別のはずである。丁寧な行動分析を心がける上で，身体行動だけではなく，患者がどう考えどう思いどう感じるのか，思考行動に関しても行動分析の対象にしておく必要がある。

　私たちが普通に公園を散歩していてつまずいて転んだとしよう。その時どのような思考行動が身体行動に伴って生じるのか，行動分析してみる。図16の大きく左の流れが身体行動で，第三者がカメラを構えて記録するように，外部から見ていても観察可能な行動である。右の流れが思考行動で，これは厳密には当事者本人しか体験可能ではない。この思考行動を第三者が知るには，言葉のやり取りと，患者の言動や態度を観察することによって，推察可能なレベルにとどまるしかない。それでも思考行動に関する行動分析を加えなければ，行動療法による治療は適切に行えない。

　ちなみに例示した思考行動のように，「ばい菌がついた」という思考は顕微鏡発明以前にはおそらく存在しないが，現代の私たちにとっては一般的なもの

であり，時代によっても文化によっても思考行動は変化しうる。実際には手のひらに土がついても，ぱっぱっと叩いただけで終わることの方が多いだろうが，まあその代わりに手を洗うという身体行動をした場合と考えてほしい。手を洗うのは必ずしも目で見て土が付着しているからばかりではなく，このようにばい菌がついたと考えるからでもある。ばい菌がついてもばい菌に関する知識がなければどうということはないのかもしれないが，教育や知識によって私たちはばい菌で病気になるのではと心配してしまう。だからばい菌を付着させないためにも手を洗う。ここですでに土を洗い流しているのではなく，ばい菌を洗い流そうとしているのである。土が流れて汚れが落ちたので手を洗うのをやめるかもしれないが，それは視覚で確認した結果であり，むしろ土ではなくばい菌を落とすために手を洗っているのだから，ばい菌が落ちたということがわかってから手を洗い終えるはずだ。しかしばい菌は日常目に見えないから，ばい菌が落ちただろうという感覚が生じることで，安心することによって手を洗い終える。このように，私たちが普通に行う日常の動作でも身体行動と思考行動が複雑に入り交じっている。

　身体行動だけの人間などはいないし，思考行動だけの人間も同様だと思う。だから強迫症状の行動分析をするにも，身体行動も思考行動も対象とする必要がある。身体行動だけだと考えれば例えば曝露を行う上で，土ではなくてもっと不潔な物，犬の糞をさらにべったりとなすりつければよいではないか，という発想をするかもしれない。思考行動だけを重視するなら，ばい菌がついたなどと考えなければよいではないか，認知が変われば手を洗わなくなるだろうと発想するかもしれない。これはどちらもきわめてバランスが悪い考え方だと思う。決して思考行動が上位なわけでも身体行動が上位なわけでもなく，両者ともが治療に必要なだけなのだと考えればよい。

　思考行動を含めた丁寧な行動分析を行い，適切な曝露と反応妨害を行うというのはどういうことなのか，症例をあげながら解説していきたい。

【症例 10】

> 30代前半男性，独身。実家で両親と住居。
> 　数年前に体調不良のため内科病院を受診したところ，急に病院全体に対する不潔感を抱いた。それから手洗い，入浴が頻回長時間となり，抑うつとなり精神科での治療を開始した。強迫症状は不変で，母親の巻き込みと家庭内暴力が

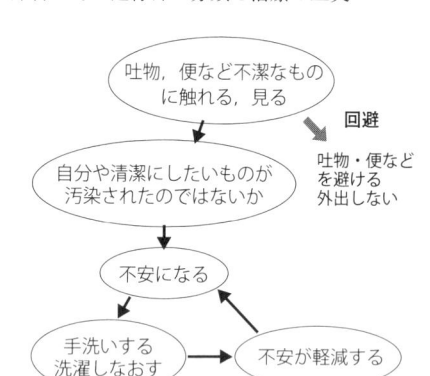

56　第Ⅰ部　強迫性障害とその辺縁群の分類と治療の工夫

```
     ┌─────────────────┐
     │ 吐物，便など不潔なもの │
     │ に触れる，見る      │
     └─────────────────┘
              │                    回避
              ↓              ┌─────────────┐
     ┌─────────────────┐    │ 吐物・便など  │
     │ 自分や清潔にしたいものが │    │ を避ける     │
     │ 汚染されたのではないか │    │ 外出しない    │
     └─────────────────┘    └─────────────┘
              │
              ↓
        ┌─────────┐
        │ 不安になる │
        └─────────┘
         ↑        ↑
    ┌────────┐  ┌──────────┐
    │ 手洗いする │→│ 不安が軽減する │
    │ 洗濯しなおす│  └──────────┘
    └────────┘
```

図17　はじめの症例10の行動分析

認められた。入院治療で一時的に強迫症状は軽減したが，退院後アルバイトを中断してから再び強迫症状が増悪してきたため，紹介にて入院。
　主訴は「吐物・便が汚い，イライラする」というもの。

　この患者は以前，肥前精神医療センターに勤めていた当時の入院症例である。まずは吐物や便に対する不潔恐怖として図17のように行動分析して治療を開始した。ところが実際にERPの課題を開始してみると不思議な行動が観察された。患者が不潔だと感じるものに手を触れ，その後手洗いなどの強迫行為をせずに，患者が清潔に保ちたいと考える自床にべったり手をつけて横臥してもらい，不安の変化をモニタリング記録してもらった。すると曝露だと考えていた臥床開始時の不安は患者も意外なほどあまり上昇しておらず，habituationとしての不安軽減もはっきりしなかった。その代わり，臥床後30分〜1時間頃に何もしていないはずなのに急に不安が上昇していることが散見した。
　そこでこの時点で何が起きているのか詳しく聞いてみることで，この患者の症状がイメージ強迫と呼ばれる強迫症状であることがわかった。思考行動として生き生きとした映像が頭の中に浮かぶことに関連した強迫症状であり，患者の場合は吐物などの不潔な物の映像が浮かぶことと，その映像が自分の清潔にしておきたい洗濯後のタオルなどのイメージに重なることが本当の曝露であり，実際に不潔な物を見たり触れたりすることは，このイメージ上の曝露が生じやすくなるきっかけにすぎなかった。行動分析は図18のように修正された。患者にもイメージ強迫であることを充分に理解させ，あえて思考行動として不潔なイメージを浮かべること，そのイメージを清潔なイメージに重ねること，という曝露課題に変更してERPによる治療を進めていった。
　その結果3カ月ほどで症状軽快して退院に至り，その後のフォローでも強迫症状は改善したまま経過良好である。この患者の場合，曝露が主に思考行動上で生じており，

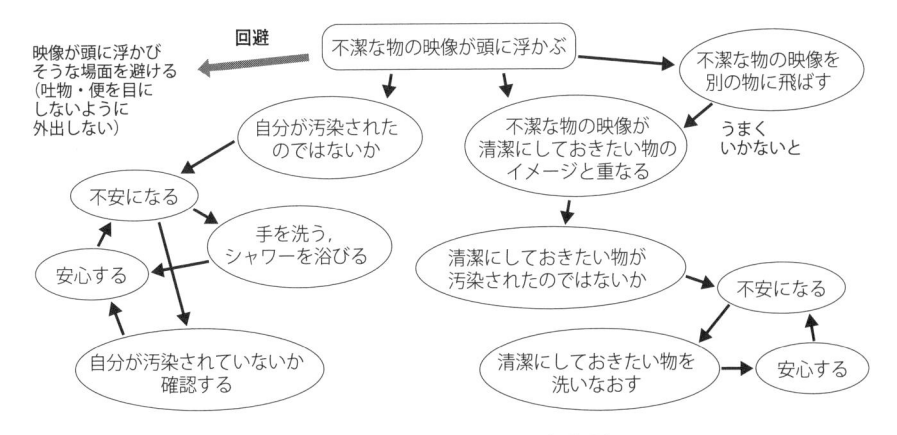

図18 より適切な症例10の行動分析

そこをきちんと行動分析できずに治療すれば曝露が不充分なままで治療停滞したおそれがある。本例のように行動分析に矛盾を感じたら，何度でも行動分析を修正することは必要である。

次の症例は，先に治療途中で治療のモチベーションが引き出せない例として用いたが，ここではERPを適用する過程の例として用いる。

【症例5－2】

> 30歳代後半，主婦。3年前転居後よりゴミを対象とした不潔恐怖症状が出現増悪し，頻回の手洗いや常にウェットティッシュを持ち歩き気になるところを拭く症状で生活困難になっていた。転居により紹介にて当科受診（図8参照）。

この症例の強迫症状自体は，ERPが有効な典型的なものである。そこで治療としてまず行った指示は，意図的にゴミ箱を触って手を洗わないというものであった。患者はこの曝露によって「不安になる」とは答えたが，habituationをあまり体験できておらず，治療の手応えが薄かった。この患者が恐れている強迫観念の内容は，菌が自分の身体に入って何か病気になるのではないか，というものである。だから手だけが不潔になったとしても，他の身体の部位から離しておけばなんとなく嫌なだけで，強迫観念が生じることはぎりぎり回避され，そのうち時間経過や他の用事で手洗いすることによって嫌な感覚が薄れて終わる（図19左上）。これではERPを行っているように見えるが，実際には行えていないといえる。ERPとして重要な点である，強迫観念に伴う不安が充分に上昇し，時間経過によって軽減するプロセスが体験されていないからである。

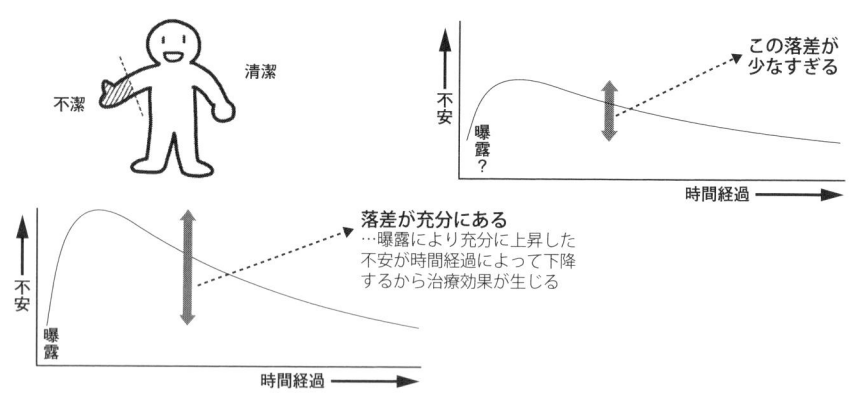

図19 habituation が生じるためには

　OCD の患者は，特に長期病歴であったり重症であったりすると，強迫観念およびそれに伴う不安が生じないように生じないように，無意識に近いレベルで行動してしまう。多くの患者で ERP が有効なのは habituation が生じるからで，そのためには曝露によって充分上昇した不安が時間経過によって軽減する，不安レベル推移の落差がある程度必要だと筆者は考えている。しかし患者は治療する意欲があったとしても，無意識に曝露が生じないように行動しがちである。口頭では不安になったと言うが，実際にはあまり不安が上昇しないように行動してしまっており，曝露後反応妨害したとしても不安レベルが推移する落差がほとんどない結果を招いてしまう。そのため habituation が充分に生じておらず，治療効果も生じてこない（図19）。しかし治療者も患者も ERP を行っているつもりなので，やがて症状が改善しないことに業を煮やし，場合によっては行動療法が無効だと結論づけてしまう。

　それならば患者の申告する不安レベルをまったく信用せず，極端に不安になる対象に曝露すればよいと考えることも危険である。下手をすると強迫症状の悪化を一気に招くことになるし，患者が逃げ出して治療中断してしまうであろう。

　この患者の場合，適切な曝露課題はゴミ箱を触った手で自分の頬を触り，強迫行為はしないというものに変更された。病気になることを恐れるのが強迫観念なので，ゴミ箱を触った手を唇に触れたり，口の中に突っ込んだりすることの必要性まで考慮した。しかし患者に聞きながら実際に面接室で行動してもらい，頬に触れれば唇に触れ

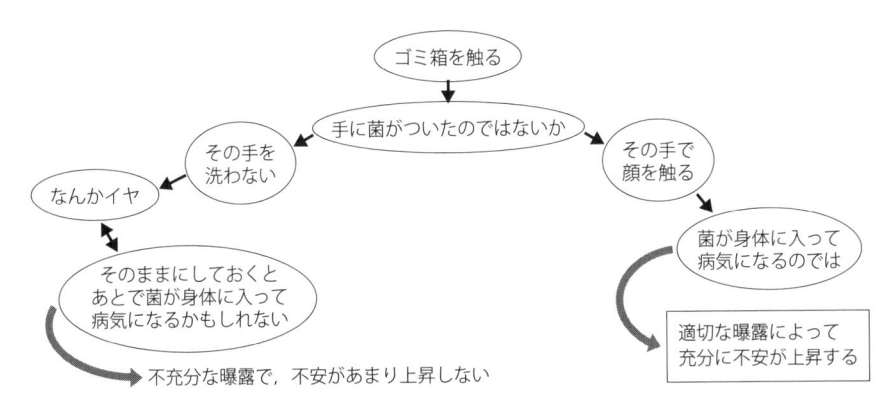

```
                    ゴミ箱を触る
                        ↓
                手に菌がついたのではないか
        ↙                              ↘
   その手を                          その手で
   洗わない                          顔を触る
     ↓                                  ↓
  なんかイヤ                       菌が身体に入って
     ↓                             病気になるのでは
 そのままにしておくと                    ↓
 あとで菌が身体に入って           ┌─────────────┐
 病気になるかもしれない           │適切な曝露によって│
                                 │充分に不安が上昇する│
  → 不充分な曝露で，不安があまり上昇しない
```

図20　症例5-2のERP課題：修正前と後

たりするのと同程度に不安が上昇すると判明してこの課題に落ち着いた（図20）。その方が常識的な行動にとどまるので適切な治療課題だと思う。必要があれば別だが，極端な治療課題がよいというものではない。患者の思考行動を含めて丁寧に聞いて治療すれば，例えばゴミ箱を舐めたりするような極端な治療課題を設定せずとも，充分な曝露が行えることがほとんどである。この患者では，その後曝露する対象を台所のゴミ箱から冷蔵庫のチルド室などへ段階的に進めていき，家事を含め日常生活に支障ないレベルに改善したため，治療停滞している状態であるのは先述の通りである。

次の症例も2回目の登場で，先に不安が強すぎて治療課題が行えないため，まずは充分な薬物治療を行ったという症例である。

【症例2-2】

> 20歳代後半女性，主婦。6年前第1子出産後より強迫症状が出現。「子どもが何か病気になるのでは」という心配から，尿便や洗剤などに対して不潔恐怖が生じて家事が困難になってきた。次第に，ただ歩いていたり日常生活のふとした瞬間にも「子どもに何か悪いことが起きるのでは」と心配が浮かぶようになり，身動きがとれなくなってきた。できれば薬物治療を用いず，行動療法で治療したいと希望して当科受診した。

行動療法の技法を適用するためにはまず薬物治療が必要なことを説明し，理解を得たため先述のように充分な薬物治療を行った。それによって病的な不安が軽減し，特定の先行刺激がなければ強迫観念が生じないレベルに落ち着き，ERPを適用できる準備が整った。

ERPという治療法に関して，患者の強迫症状を行動分析しながら具体的にその効果や要点を説明してみると，患者の理解は良好であった。まずは，洗濯物をたたむ時に「針

60　第Ⅰ部　強迫性障害とその辺縁群の分類と治療の工夫

「気になっても洗濯物をたたみ直さない」
という治療課題をしたが…

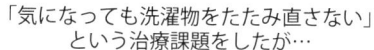

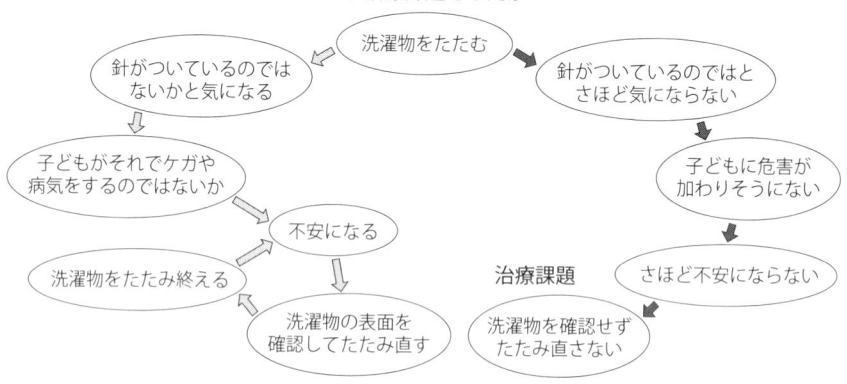

図21　症例2-2でのはじめの治療課題

がついているのではないか」と気になっても確認せずたたみ直さない，という治療課題を出してみた。次回面接に患者は釈然としない様子で現れ，洗濯物をたたみ直さないことは割と平気だったと報告した。しかし詳しく聞いてみるとたたみ直している時もあり，結局強迫観念が生じたら我慢できずたたみ直しているのであって，治療課題ができているかのように見えるのは強迫観念自体が生じていない場合に限定されていた。

　この治療課題での行動分析が図21のようになる。洗濯物をたたむという行動が，強迫観念の先行刺激として機能していない。「針がついているのではないか」という強迫観念は，たまたま指先が引っかかったとか表面が光って見えたとか，偶然まかせに近い出来事が加わることで生じていた。ERPで曝露する先行刺激は，他の生活上の刺激と弁別でき，かつ確実に強迫観念および不安を惹起しなければいけないことを覚えていると思う。つまり洗濯物をたたむという行動よりも，確実に強迫観念を惹起する曝露対象を設定しなければいけない。患者が恐れている状況は「合成洗剤や針などが子どもに入り害を及ぼすのではないだろうか」というものであった。

　そこで患者と話し合って修正したERPの治療課題が図22のようなものである。わざと包丁を手に取った後で，あえて子どもを抱くことで，確実に「子どもがケガをするのではないか」という強迫観念を起こし不安を上昇させることができた。反応妨害として，縁起のいい数字を唱えるという強迫行為を行わないこととした。するとhabituationが確実に生じ，患者自身も治療の手応えを感じることができた。これからさまざまな曝露課題を設定して不安階層表を作成し，順調に治療が進んだ。結局現在は日常生活に支障がないレベルまで改善して治療が停滞しており，洗剤や針を触ってから子どもに触れるという最も不安になる治療課題だけが残ったままである。先述した症例5-1と同じく，まだ治ってはいないことを注意しつつ，苦笑いしながら外来

第2章　その治療はなぜうまくいかないのか　61

```
包丁を手に取った後
子どもを抱く
    ↓
子どもがケガをする   ← 曝露
（危害が加わる）のでは
    ↓
            ← 反応妨害
不安になる
    ↓    ✕
不安が下がる   縁起のいい
              数字を唱える
```

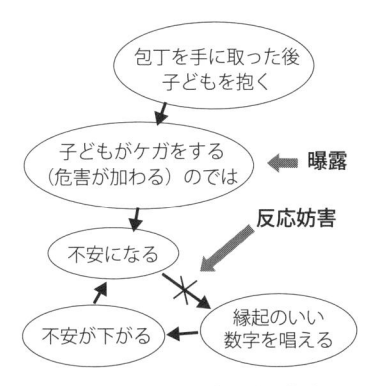

図22　症例2-2での修正後の治療課題

受診する患者を見守っている。

次は当科受診までに長い病歴があり，複数の強迫症状をもちながら1種類の強迫症状だけが残存増悪していた症例である。

【症例11】

> 30歳代半ば女性，主婦。夫と子ども3人で住居。
> 9年前，第1子が1歳頃に特に契機なく「子どもが病気になるのでは」という心配から，頻回の手洗いや鍵などの確認が出現した。不定期の精神科通院歴があるが症状は改善せず。ただし，第2子，第3子の出産子育てで多忙な中，手洗いや鍵の確認をする余裕がなくなり，それらの症状は次第に気にならなくなった。その後も生活全般で加害恐怖にともなう強迫症状のために困っており，外出先で座ることも炊飯器をセットすることもできなくなったために，紹介にて当科受診した。

当科初診時には外来で座って待つこともできず，ずっと立っていた。座ると「知らない間に子どもやお年寄りをつぶしてしまうのではないか」と不安なので，ばかばかしいとは思いながらも座れないのだと話した。自宅でも，炊飯器を閉める時に「その中に子どもを閉じ込めてしまい気づかないのではないか」と不安なため，姑に見てもらい確認しながら炊飯をするなど，生活全般に迷惑をかけるため家族との関係も悪化していた。

以前には不潔恐怖や一般的な確認強迫の症状も認めたが，それらは子育てで多忙な中で，不安でも手洗いができないとか鍵の確認ができないといった状況が続くことが自然と反応妨害になり，軽快してしまっていた。しかし「知らない間に子どもなどを傷つけてしまっていて捕まるのではないか」という強迫観念を中心にした加害恐怖に関しては軽快することなく，むしろ増悪し持続していた。手洗いや鍵の確認と同様に

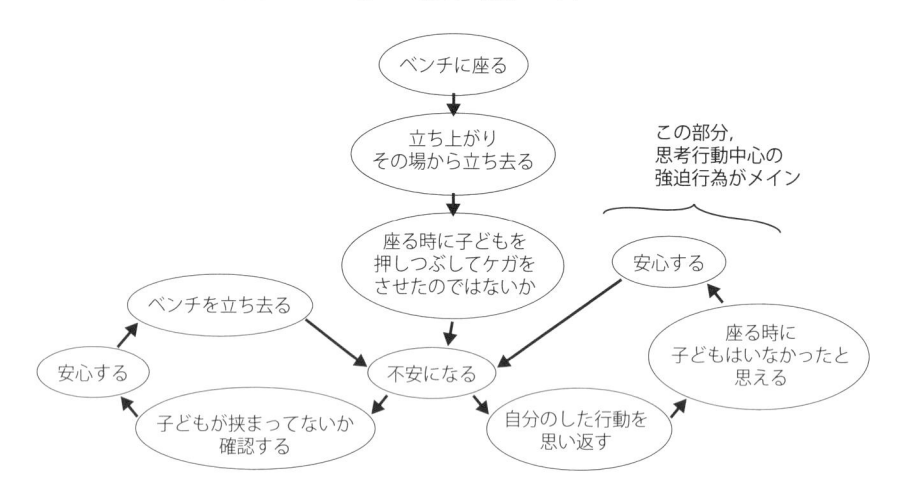

図23 症例11の行動分析

※図中テキスト：
- ベンチに座る
- 立ち上がりその場から立ち去る
- 座る時に子どもを押しつぶしてケガをさせたのではないか
- この部分，思考行動中心の強迫行為がメイン
- 安心する
- ベンチを立ち去る
- 不安になる
- 座る時に子どもはいなかったと思える
- 安心する
- 子どもが挟まってないか確認する
- 自分のした行動を思い返す

は反応妨害を受けなかったのである。それはどういうことか，行動分析の図23を見てほしい。患者の場合，身体行動として振り返ったり戻ったりする強迫行為もあるのだが，むしろ思考行動としての強迫行為が確認の中心となっている。だから多忙な中でも思考行動は反応妨害を受けずにすみ，強迫症状の維持増悪を招いたのである。

例えば患者がバスに乗ったとする。座席に座った時に，「知らずに子どもを押しつぶしたのではないか」という強迫観念が生じるが，人目があるので立ち上がって確認したり座席の下を覗き込むことはできない。そこで座っている間ずっと患者は臀部の感覚に集中し，何も挟まっていないことを何度も感覚で確かめ続けるのである。そして下車する時には後から乗客が降りるために，座席に戻るなどの確認行為はできないため，一度降りておいてから自分の通ったルートを反芻するように何度も思い出し，子どもがケガしていなかったことを記憶の中で確認し続けるのである。

この患者の場合，ベンチなりバスの座席なりにわざと座ってもらえば曝露は確実に行える。しかし反応妨害を確実に行うには，身体行動としての確認行為をしないという指示だけでは不充分である。患者に思考行動による強迫行為の存在を意識させておき，思考行動まで含めた確実な反応妨害となるよう注意しなければならない。そのため例えば車の運転中には思考行動を妨害する目的で音楽に合わせて歌を歌うなど，反応妨害を行いやすくするための工夫を加えた。治療初期だけ薬物治療も併用したが，早期に患者の希望でERPのみで治療を続けることになった。不安階層表の最上位である，子どもをサッカーグラウンドまで車で送迎する課題までERPを行い，まったく強迫症状で困らなくなった。その後1年弱のフォローアップを経て，症状軽快したままであったため治療終結した。

ERPが有効なOCDにも曝露が不充分となりやすい人と，反応妨害が不充分

となりやすい人がいるように思う。それぞれ強迫症状の段階から，回避が目立つのか強迫行為が目立つのかという傾向で分けられる。OCDの患者は重症や長期病歴であれば特に，なんとかして強迫観念が生じないように行動するし，不安が生じたらなんとかして強迫行為で不安を下げようとしてしまう。それはほとんど無意識であり反射に近い行動であって，しかたないことだと知っておく必要がある。だから患者の強迫症状を充分に把握し，回避という逃げ道を塞いで曝露が適切に起こるように，どんな形であっても強迫行為をせずに充分な反応妨害が行えるように，治療者が注意しなければいけないと思う。

　ERPが有効に行われているかどうかは，habituationの存在によって評価できる。habituationが生じていれば必ずや治療上の手応えがあるし，患者の生活が目に見えて改善していくはずである。行動分析の結果でERPが有効で，患者のモチベーションも維持されていて，ERPも行えたのに強迫症状が改善しないならば，まずhabituationが生じているかどうかを慎重に確かめることだと思う。もしもhabituationが生じていなさそうなら，もう一度その患者の強迫症状を見直してみる。回避が目立つ患者ならば，なんとかして曝露が生じないように行動してしまってはいないか，例えばこれは治療だから曝露しても大丈夫だという合理化などで対処していないか疑ってみる。強迫行為の目立つ患者ならば，曝露後に思考行動による強迫行為をしていないか，例えばメンタルチェッキングなどで対処していないか疑ってみることである。

　ERPというのは，一律に機械的に適用すればすむような治療技法ではないことが本項で少しでもわかってもらえれば嬉しい。

5．治療効果が生じているのに気づけていない場合
　患者がよくなっているのに，気づかないなどということがあるはずがない，と思われるであろう。しかし意外と起こりうる盲点なのである。

　前章でhabituationが生じているかどうかで治療効果を確かめると述べたが，治療者が行動療法を用いた治療に慣れていない場合，habituationが生じていても確信がもてず，それ以上治療を進めることに躊躇してしまう場合がある。一方で患者の方もOCDが重症であればあるほど，強迫行為以外の手段で不安が軽減してもそれと気づかない傾向がある。そのため少しはhabituationが生じていても，意図的にそれがhabituationであると指摘されなければ気づけな

い状態にある。その両者の組み合わせによって，せっかく治療がうまくいきそうな入り口で治療が停滞することになってしまう。

　治療をする上で，「治療しやすいところから治療する」などと熟練者は簡単に言うが，いち早く治療によって変化しそうな部分に着目することは難しい。治療への効果を含む反応が生じていそうな部分を見つけることも，また然りである。この着目の鋭さには残念ながら個人差があるように思えるが，丁寧な行動分析を心がけることによってある程度誰にでも身につく技術だと思う。強迫症状を行動分析する過程で患者の実生活に根ざしてこと細かく，かつ「この場合にはこう考えるのではないか」「こう振る舞うはずではないか」と想像力を駆使して訊いていくことである。すると「おや」と感じる部分が必ず見つかる。強迫症状の中で，そこだけはできていることや，それまでの患者の生活歴から得意な行動が透けて見えて，治療の取りかかりとなるのだと思う。

　実例をあげて説明してみたい。

【症例12】

> 50歳代後半，男性，会社員。妻の死後，長く長男と暮らしている。
> 20歳代でうつ病の治療歴がある。
> 　治療後うつ病は軽快しており，病院にもかかっていない。妻の死後も特に問題なく，仕事もずっと続けていた。ストレス状況にあった半年前から縁起強迫様の心配をするようになり，細かいことが気にかかりガスやドアの確認を繰り返すようになった。次第に強迫症状のために欠勤するようになり，心配した友人同伴にて当科受診した。

　この症例にはうつ病の既往があったものの，今回受診時には抑うつ症状は認められず，明るく元気はいいのだが生活全般が強迫症状のために大きく障害されていた。強迫症状は図24のように行動分析され，何か不吉なことが起きるのではないかという強迫観念を中心にした強迫症状が中心で，生活の端々に漠然とした不安感からしてしまう強迫行為が多数認められた。外来受診時にペットボトルを持参していたのだが，そこでも飲むたび蓋を閉めるたびに「唾液が中に入って何か悪い気がする」と何度も蓋を閉め直して時間がかかっていた。朝起きて出勤支度を始めても，自分の足が目に入ったからと動作をやり直すなど時間が膨大にかかり，昼過ぎに出社できればよい方で欠勤に至ることも多かった。強迫観念に対する不合理感を認め治療意欲もあったのだが，一事が万事そのような調子で症状に圧倒されていた。

　治療としては充分な薬物治療を行いつつ，ERPを中心とした治療に導入しようと考えた。SSRIを中心とした薬物治療を適切に行っても，生活全般に強迫症状に圧倒され

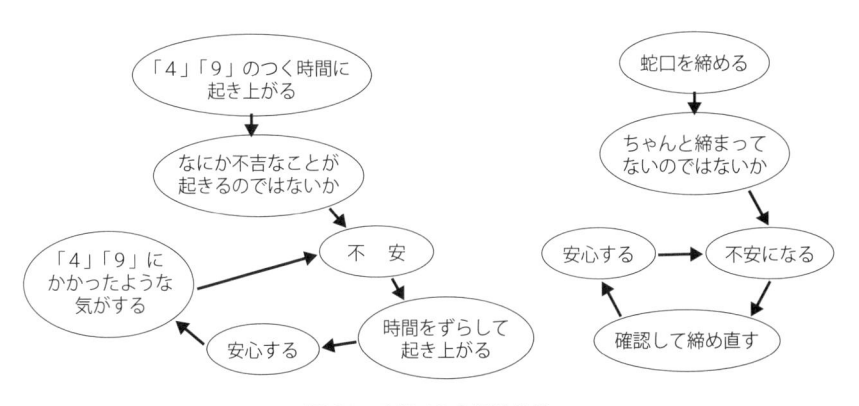

図24　症例12の行動分析

ている状態に変化はなく，どこから治療に取りかかればよいのか決めかねた。曝露の対象として特定の先行刺激を取り上げたとしても，さまざまな強迫症状が連鎖してつぎつぎに不安が生じてしまい，特定の曝露に対する不安が軽減する体験をさせることが難しく思えた。入院治療を検討したが，欠勤続きのため入院して病休することで失職の危険が高かった。

しかたなく朝起きてから寝るまでの生活を詳しく聞きながら，どこかに治療の取りかかりを探してみた。すると，この患者は元来お酒好きであって，この強迫症状に圧倒された生活の中にあっても晩酌を欠かさず，しかも晩酌後は朝と違って歯磨きに関しても気になることが少なく時間もかかっていないことがわかった。

そこで，アルコール類似の抗不安作用が期待できる，ベンゾジアゼピン系の抗不安薬を内服してから治療課題を行う手順で，ERPを用いてみることにした。この取り組みはうまくいき，habituationが体験されてからは曝露に先行する抗不安薬の頓服を用いる必要がなくなり，どんどん治療が進んでいった。結局外来で3カ月強の治療を行い強迫症状が軽快し，仕事も失職することなく，生活障害もまったくなくなった。薬物治療を漸減中止後にも治療効果は維持されており，患者の希望でまた困れば再診する方針で治療終結した。終結後2年以上が経過しているが連絡はなく，経過良好と考えている。

本症例では治療の取りかかりにおいて，変化が起きそうな部分を見つけたわけだが，治療導入後に効果が生じていそうな部分を発見することでも要領は同じである。とにかく生活に根ざして生き生きと具体的に，症状の出現状況や経過，その時どう感じて考えたのかまで含めて聞いていくことに尽きると思う。変化を見つけたらそこを患者に指摘し，意識させていく。意識することではじめて，患者が強迫行為以外による不安軽減を体験として理解できることも多い。

ある程度治療者が治療の結果を予測しておくことも必要で，予測通りになるにしてもならないにしても，予測からのずれの程度で治療効果の評価ができる。予測には経験の蓄積も必要ではあるが，先に述べた行動分析や曝露や反応妨害が適切かという，知識や理論の結果から予測することも必要である。予測の通りにならないというのは，予測が間違っていたということを含めて何か理由があるのであって，それが不明確なままあいまいにしないことに尽きる。

Ⅲ 強迫性障害の治療がうまくいかないパターンをどう考えるか

　行動療法を精神科臨床における治療技法として身につけるために，OCDの症例を「まずは1例」治療しようとしてもうまくいかないことがある。その場合，どのような可能性が考えられるのかについて分類してみたわけである。それがすなわち p.31-32 にあげた5パターンである。

　この分類はこれらのパターンが多いというだけで，これ以外の可能性を否定するものではない。治療がうまくいかない場合に，これ以外の原因は存在しないということはもちろんあり得ない。

　それと，実際に治療がうまくいかない場合に，この5パターンのどれかにだけ問題が当てはまるとは限らない。例えば2．の要素6割，3．が3割，5．が1割のように混在することで，実際の治療でのうまくいかない理由は形作られていることが多い。本論では，行動療法を用いてOCDを治療する上で，陥りやすい失敗のパターンをあえて類型化してみせている。そうすることで，各自の治療が見直しやすくなることを目指しており，それは初めにお断りした通りである。あとは本論に分類されるような失敗に陥っただけで，あたかも行動療法自体が無効であるかのように錯覚する愚を避けてほしい，という願いをこめた。

Ⅳ 行動療法を用いた治療が上達するには

　OCDの患者を「まずは1例」治すことの重要性がわかってもらえたと思うが，さらにその上で行動療法を用いた治療が上達するにはどんな条件が必要かを考

えてみた。

1. 独りだけで抱えて考え込まない
2. 治療の経過や結果をうやむやにしない
3. 行動療法を専攻する仲間と定期的に会い，症例の相談をする（理想は毎日，最低でも月1回以上）
4. 治療が上手だと思う人の臨床を見聞きする
5. 自分の患者をほかの治療者に面接してもらい意見を聞く
6. とにかく行動療法を用いた治療を続ける

　ざっとこんな感じであろうが，特に6番目が重要だと思う。ほかは条件に恵まれているかどうかにも左右されるが，この6番目の条件は何ものにも左右されないからである。他の精神療法の枠組みをつぎはぎするのではなく，行動療法という枠組みだけを用いて，数年間は我慢して臨床を続けることが必要だと筆者は考える。なぜそれが必要かというと，精神療法を用いる技術者としての自分の未熟さを理解するためである。

　見よう見まねの ERP を，行動分析も適当に強引に適用し，当然のことながら治療効果が上がらなかっただけで「行動療法は無効であった」や「やはり認知療法が必要であった」とか「マインドフルネスを加えた」などという発言は正直おかしいと思う。行動療法とはそんなに底の浅い精神療法ではないし，ましてや治療技法だけを指す治療法ではない。行動分析という考え方と，学習を主な手段として行動を変容させていく多くの治療技法を含んだ精神療法体系なのである。行動療法に不備があるのではなく，それを臨床に用いる治療者が未熟なだけなのだから，未熟さが自分で理解できて修正できるようになるまでは，行動療法という治療枠を用い続けて治療しなければいけないと思う。治療がうまくいかない時につぎつぎと治療枠を交換していけば，自分の未熟さに気づく前に未熟さが治療法のせいにされてしまい，自分に技術として何が欠けていたのかを理解することが難しくなってしまうのではないだろうか。

　もしかすると消費者という立場なら，それでよいのかもしれない。ものごとがうまくいかないのはつぎつぎと紹介される新しい商品を活用してないからで，それらを（購入し）活用さえすればものごとはすべてうまくいくのだ，といっ

たメッセージに従うのが消費者の基本的立場である。こういったメッセージはテレビをつけてもパソコンを開いても，あまりに自然に満ちあふれており，おそらく日常的に私たちは消費者としての立場を学習しているのだと思う。さまざまな精神療法や学説や治療技法は消費の対象ではないはずなのに，消費材として提供され利用されるフォーマットに載せられすぎているように思える。私たちが育てるのは精神療法という技術を使いこなせる技術者であって，精神療法を購入する消費者ではないはずである。あなたの周りにもいると思うが，ろくに練習もせずにゴルフクラブばかり買い替えているような人で，ゴルフがうまい人がいた試しはないと思う。

　腕が身につく前にころころと道具を替える職人はろくなものではないということであって，精神療法という技術体系を使いこなせるよい技術者よい職人になりたいものだと筆者は常々考える。

参考文献

1) Alberto PA, Troutman AC：Applied Behavior Analysis for Teachers. Prentice Hall, 1999.（佐久間徹，谷晋二監訳：はじめての応用行動分析．二瓶社，199)
2) Bellack AS, Hersen M（1985）Dictionary of Behavior Therapy Techniques. New York, Pergaman Press.（山上敏子監訳：行動療法事典．岩崎学術出版社，1987)
3) 飯倉康郎：強迫性障害の治療ガイド．二瓶社，1999．
4) 飯倉康郎編著：強迫性障害の行動療法．金剛出版，2005．
5) 飯倉康郎：精神科領域における行動療法．岩崎学術出版社，2010．
6) 金生由起子：トゥレット症候群を中心に．motoric 強迫スペクトラム障害の捉え方・概念について．Bull Depress Anxiety Disord, 9: 6-8, 2011.
7) 中尾智博：強迫性障害と hoarding（溜め込み）．臨床精神医学，41(1): 53-59, 2012.
8) Piacentini J et al：Behavior therapy for children with tourette disorder: a randomized controlled trial. JAMA 2010, 303: 1929-1937.
9) 芝田寿美男：自傷行為と被害妄想を呈した強迫性障害の1治療例．In OCD 研究会編：強迫性障害の研究（3）．星和書店，pp.81-86, 2002.
10) 芝田寿美男：行動療法から学んだこと．福岡行動医学雑誌，15: 108-120, 2008.
11) 山上敏子・下山晴彦：山上敏子の行動療法講義 with 東大・下山研究室．金剛出版，2010．
12) 山上敏子：方法としての行動療法．金剛出版，2007．

| 第II部 |

曝露反応妨害法を
導入する際の工夫

| 第3章 |

心理教育を行うことで
治療を進めやすくする工夫

小冊子『強迫性障害の治療ガイド』を利用した行動療法

飯倉康郎

I　はじめに

　1999年に筆者は強迫性障害の心理教育のための小冊子である『強迫性障害の治療ガイド』を出版した[12]。幸いなことにこれまで多くの患者や治療者に用いられているようである。そこで，本章では，この著書を利用した行動療法に関するこれまでの研究と現在の用いられ方についてまとめてみることにした。内容としては，II『強迫性障害の治療ガイド』作成の過程，III『強迫性障害の治療ガイド』を利用した行動療法の効果の研究，IV『強迫性障害の治療ガイド』の用いられ方について，という3つの項目に分けて述べることとした。II，IIIは，1997～1999年度の岡本財団研究助成報告集[8,9,10]と第4回 International OCD Conference のポスター原稿[13]などを加筆修正して新たにまとめなおしたものである。IVは筆者の経験や九州大学，川崎医科大学などからの情報をもとに今回書き下ろしたものである。

II　『強迫性障害の治療ガイド』作成の過程

　強迫性障害（以下OCD）の行動療法の治療過程では患者が疾患や治療の概念を十分に理解することが重要なポイントとなる[11,25]。その理解を促進するための心理教育システムを開発することは治療効率を高めるだけでなく，治療効果が得られた後の再発防止にも役立つと思われる。欧米では各種精神疾患，特に不安性障害に対する行動療法の治療者向けの治療マニュアル[1,18]，患者向け

のワークブック[5]などの著書が多数出版されている。また，治療をシステム化して各セッションで患者に何を教育するかを明確に示すやり方が多く行われている[1,19]。例えば，ペンシルベニア医科大学でのOCDの3週間の外来集中治療プログラム[4]では，はじめの3日間で徹底的に情報収集して，症状や治療の方法の説明などの心理教育を行い，以後の3週間で集中的に曝露反応妨害法（以下ERP）を施行するという方法をとっており，約75％の高い改善率が報告されている。最近では患者の心理教育を行う際に各治療機関の治療者が作成したセルフヘルプブック[3,20]を手渡して教育していることも多い。そういうセルフヘルプブックが治療機関を訪れるきっかけになることもよくあると伝聞した。

日本では，90年代以前，患者が外来を初診した際にOCDという疾患とその治療法に関する知識がない場合がほとんどであった。そこで，筆者はその知識を効率よく患者に教育するためのツールとしての小冊子を作成することを計画した。

まず，肥前精神医療センターにおけるOCDの症例研究[6,7,14]，ペンシルベニア医科大学における治療プログラム[3,4]，その他参考文献などをもとに筆者が原案を作成し，患者，看護師，精神科医，臨床心理士からの意見を参考にして添削を重ねていった。できるだけ大きな文字で，わかりやすい言葉を使い，図表を多くして読みやすい内容にするように心がけた。また，患者や患者の家族が抵抗なく比較的短時間で読めるようにコンパクトにまとめるように心がけた。小冊子の内容としては，これが患者や患者の家族だけでなく，治療者にも役立つようなものになることを目指した。患者や患者の家族に対しては，①OCDは決して珍しい病気ではないことがわかる，②OCDは治る病気であることがわかる，③強迫症状がどのようにして維持されているかのメカニズムがある程度わかる，④OCDの主な治療方法であるERPの概略を知ることで治療に対する不安が減少し心の準備ができる，⑤その結果治療への動機づけが高まる，⑥初診で本人が来ることができない場合に家族に小冊子を渡すことができ，それを患者に渡して読んでもらうことで患者自身の受診へとつなげる，などの効果が得られることを目標とした。また，これを用いる治療者に対しては，①行動療法の経験が浅い治療者が行動療法の考え方による強迫症状の評価のしかたやERPに関する基本的な進め方を理解できる，②「治療ガイド」を用い

ることでポイントを外さずに治療が行いやすくなる，③患者と一緒に読むことで説明が行いやすくなる，④外来や入院での治療時間を効率よく使うことができる，などの効果が得られることを目標とした。

　この小冊子は当初，「強迫神経症の治療の手引き」という題名で，導入編と実践編の2冊の薄いハンドアウトとして作成した。導入編ははじめて外来を受診した患者が疾患，治療の概念を理解しやすい内容とした。その目次は，1．強迫性障害についての知識，2．強迫性障害の症状，3．強迫性障害の治療，4．治療経過の例，であった。

　実践編はERPに導入する前や治療開始後も何度も読み返して治療を行いやすくするような内容にした。その目次は，1．導入編の復習，2．具体的な治療の進め方，3．治療に入る前の心構え，4．治療中に陥りやすい考え，であった。はじめは，治療の段階に合わせて導入編と実践編を別々に手渡していたが，煩雑になったため最終的には2冊同時に渡すようになった。その後，これらを1冊にまとめ，さらに，ERPの治療課題の記録用紙などを追加して，『強迫性障害の治療ガイド』という題名で出版することとなった[12]。

III 『強迫性障害の治療ガイド』を利用した行動療法の効果の研究

1．目的

　前節で述べた過程を経て作成した『強迫性障害の治療ガイド』（以下「治療ガイド」）を用いた行動療法の効果について，患者と治療者にアンケート調査を行い，その結果を評価することとした。

2．対象

　平成9年6月1日より1年間，肥前精神医療センター（以下肥前），九州大学医学部精神科（以下九大），なかしまクリニック（以下クリニック）で主治医が上記小冊子を手渡したOCDの患者とその主治医をアンケート調査の対象とした。ただし，途中で診断を変更したものは除外した。

3. 方法

①主治医よりの聞き取りによる患者プロフィールの調査，②患者に対するアンケート調査，③主治医に対するアンケート調査を行った。アンケート調査は「治療ガイド」を患者に手渡してから2カ月後に行った。

①患者プロフィール調査表の内容：年齢，性別，職業，強迫症状の重症度（Y-BOCSを参考にした4段階評価），生活障害度の程度（GAF［機能の全体的評価尺度］を参考にした4段階評価），入院か外来か，「治療ガイド」を渡した時期が行動療法を開始してからどれだけか（開始直後，1年以内，1年以上），強迫症状の型，主な治療技法などを主治医に記入してもらった。

②患者に対するアンケート調査の内容：「治療ガイド」をいつ，何回，どのように読んだかを選択肢から選んでもらった。また，以下のa）～j）の10項目について0から3の4段階評価（0：全くあてはまらない，1：少しあてはまる，2：あてはまる，3：非常にあてはまる）を行ってもらった。項目はa）全般的に役に立った，b）強迫性障害の特徴がよく理解できた，c）これを読んだ結果，安心した，d）これを読んだ結果，不安になった，e）治療法についてよく理解できた，f）治療への心構えがわかった，g）治療中に陥りやすい考えがわかった，h）治療への不安が減った，i）積極的に治療をやろうと思った，j）以後，治療がスムースに進んだ，とした。

さらにどういう点が役に立ったか，理解しにくかったかなどについて自由に意見を記述してもらった。

③治療者に対するアンケート調査の内容：治療者の治療経験，「治療ガイド」をいつ手渡したか，どのように使用したか，患者はどのくらい熱心に読んだか（4段階），どのくらい理解したか（4段階）を選択肢から選んでもらった。さらに，以下のA）～J）の10項目について0から3の4段階評価（上記②の患者に対するものと同様）を行ってもらった。項目はA）全般的に役に立った，B）強迫性障害の特徴を効率よく説明できた，C）治療法を効率よく説明できた，D）具体的な治療の進め方を効率よく説明できた，E）患者の不安が下がった，F）患者の不安が強くなった，G）患者の不適応的な考えを修正することができた，H）患者が治療に対して積極的になった，I）同じ説明をすることが減った，J）以後治療がスムースに進んだ，とした。

さらにどういう点が役に立ったか，使用しにくかったかなどについて自由に

意見を記述してもらった。

4．結果

アンケート調査できた患者は合計37名（男16名，女21名）であり，すべて何らかの行動療法を行っていた。

1）調査時の患者プロフィール

患者構成は肥前24名，九大8名，クリニック5名，全期間が外来の患者22名，期間中に入院したことがある患者15名であった。強迫症状の重症度は軽度6名，中等度20名，重度11名で，生活障害の程度は軽度16名，中等度13名，重度8名であった。「治療ガイド」を渡した時期は行動療法開始直後が23名，1年以内が9名，1年以上が5名であった。強迫症状の型は洗浄中心18名，確認中心14名，洗浄確認が同程度2名，その他強迫性緩慢が2名，強迫観念が中心で強迫行為が少ないもの1名であり，主な治療技法としては強迫性緩慢2名がモデリング，ペーシング，プロンプティング中心であり，他はERPが中心の技法であった。

2）アンケートの結果（図1参照）

患者アンケート，治療者アンケートでの「全般的に役に立った」に関しては「2（あてはまる）」以上の割合は，患者アンケートで84％，治療者アンケートで84％であった。

その他の患者アンケートの項目では，理解に関する項目の「2（あてはまる）」以上の割合は，「強迫性障害の特徴がよく理解できた」92％，「治療法についてよく理解できた」87％，「治療への心構えがわかった」78％，「治療中に陥りやすい考えがわかった」87％，であった。不安に関する項目では「これを読んだ結果安心した」67％，「これを読んだ結果不安になった」14％，であった。治療への影響の項目は，「治療に対する不安が減った」48％，「積極的に治療をやろうと思った」81％，「以後，治療がスムースに進んだ」52％であった。

治療者アンケートでの説明の効率に関する項目の「2（あてはまる）」以上の割合は，「強迫性障害の特徴を効率よく説明できた」89％，「治療法を効率よく説明できた」87％，「患者の不適応的な考えを修正することができた」25％，「同じ説明をすることが減った」62％，であった。治療者アンケートでの治療への影響の項目では「患者が治療に積極的になった」54％，「以後治療がスムー

患者アンケート

- a) 全般役立つ
- b) 症状理解
- c) 安心した
- d) 不安になった
- e) 進め方理解
- f) 心構え
- g) 陥り考え
- h) 治療不安減
- i) 積極治療
- j) 治療スムース

凡例: ■非常にあてはまる／あてはまる／少しあてはまる／■全くあてはまらない

治療者アンケート

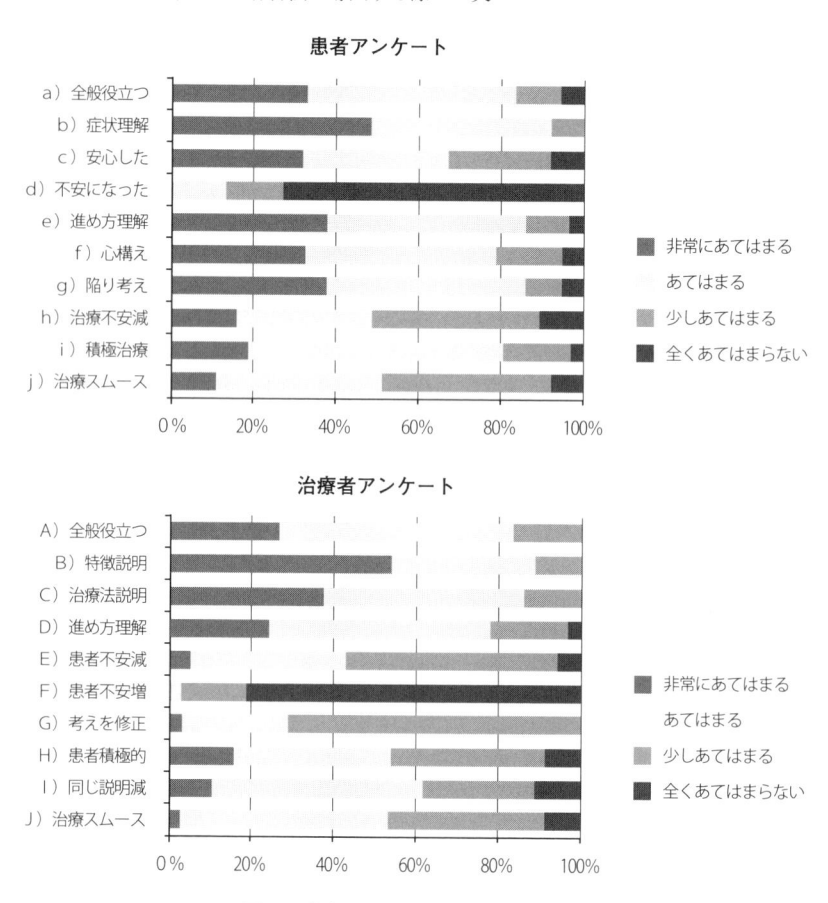

- A) 全般役立つ
- B) 特徴説明
- C) 治療法説明
- D) 進め方理解
- E) 患者不安減
- F) 患者不安増
- G) 考えを修正
- H) 患者積極的
- I) 同じ説明減
- J) 治療スムース

図1　患者アンケートと治療者アンケート

スに進んだ」54％であった。

　患者プロフィールによりいくつかの群に分けてみた場合の注目すべき点では，治療機関別でのクリニック群での結果が非常によかったことがあげられる。この群では5名すべてほとんどのアンケート項目でよい結果をあげていた。「治療ガイド」を渡した時期に関しては，行動療法を始めて1年以上の治療長期群と呼べる群でも「役に立った」の評価が高く，特に「治療への心構え」「陥りやすい考え」の項目が高かったことと「治療に積極的になった」の項目も高かった。「治療ガイド」の読み方に関しては，「促されていやいやながら読んだ」という，はじめはそれほど熱心でなかった患者でも「以後治療がスムースに進ん

だ」と回答したケースがあったことが注目すべき点であった。強迫症状の型別では，強迫性緩慢がほとんど役に立たなかったと回答していた。また，強迫行為がほとんどない強迫観念が中心の患者（1名）でも「治療ガイド」は役に立ったと回答していた。

アンケートの自由記述で特に多かった内容は以下のようなものであった。

患者アンケート：「自分と同じような人がいることがわかり安心した」「「治療ガイド」の内容と自分の症状が同じで理解しやすかった（具体例がよかった）」「治療法があるとわかり安心した」「図がわかりやすかった（症状のしくみ，治療の進め方）」「キャッチフレーズがわかりやすかった（強迫行為は麻薬のようなもの）」「治療への心構え，陥りやすい考えがよくわかった」「もっと詳しい説明がほしい（他の具体例，薬物，苦しい時の対処法，予後，etc.）」

治療者アンケート：「図が使いやすかった（p.22 図2参照）」「患者によっていろいろな読ませ方を工夫できた（診察中一緒に・家で宿題として・太字のところだけ，etc.）」「印刷物なので説明の信頼性が上がった」「理解はできてもなかなか治療は進まないものもあった」

5．考察

今回のアンケート調査では，「治療ガイド」が8割以上の患者や治療者から役に立ったとの回答が得られた。また，9割前後が「治療ガイド」を読むことによりOCDの特徴や治療法をよく理解できたと回答しており，このことは，患者が「治療ガイド」によって疾患や治療に関する不可欠な知識を得やすくなったということを表していると考えられる。特にp.22 図2のような視覚的な図やキャッチフレーズの言葉がわかりやすかったとの回答が多くみられた。また，治療者の側からも疾患や治療の特徴について説明しやすかったとの回答が多くみられた。これらのことから長い文章で記述せずに，短いフレーズや図を多用したことが効果的であったといえる。

項目別には治療への積極性を高めるのに効果が高いことが明らかになった。この項目は「治療への不安が下がった」の項目よりもかなり高い割合である。これは，「治療ガイド」を読んだことによって治療への不安は下がらないことがあっても，治療すればよくなるかもしれないという期待感は十分に高まったことを示唆している。また，行動療法開始後すでに1年以上経っている治療長

期群の患者が「積極的に治療をやろうと思った」と回答していることは，治療が停滞している状況の時に，新たに治療への積極性を高めるカンフル剤としての役割を果たすこともあることを示している。また，はじめは促されて「治療ガイド」をいやいやながら読んだ患者でも，それを読んだことを契機に治療がスムースに進んだ例もあった。これは，「治療ガイド」を読んで疾患や治療法のことを理解することによって患者の治療への動機づけが高まる可能性を示している。

診察時間が長くとれないクリニックで非常によい結果が得られたことは意義がある。これは，「治療ガイド」を使うことによって短い診察時間で効率よく要点を説明することができたことを表している。

あまり有効でなかった群では強迫性緩慢の症例があったが，「治療ガイド」にはほとんどERPのことしか記述されていないので当然の結果と考えられた。

今回のアンケートではこの「治療ガイド」がどの程度役に立っているかということを中心に調査した。ある程度評価の中立性を欠くことは否めないが，自由記述における忌憚のない意見などから判断すると，「治療ガイド」はかなり役に立つ治療のツールになり得るという感触が得られた。

Ⅳ 『強迫性障害の治療ガイド』の用いられ方について

ここではこの著書が出版後にどのような用いられ方をしてきたかについて，主に九州大学精神科行動療法研究室での研究と，筆者の経験を中心に述べることにする。

1．疾患と治療法に関する啓蒙活動として

「治療ガイド」の作成の過程で，九州大学精神科の行動療法研究室には，いろいろなアドバイスやアンケート調査などで多くの協力をしてもらっていた。そのような関係で，同研究室が平成10年に海老原らを中心にOCDのホームページを開設することになった際には，「治療ガイド」の図やコンセプトを提供することによって，OCDの疾患や治療に関しての啓蒙活動を行うことに協力した[2]。そのホームページでは，MOCI（Maudsley Obsessional Compulsive Inventory）を含むアンケートを掲載して調査が行われた[21]。平成13年の吉

里らの報告[26]では，ホームページを見る前に行動療法について知っていると答えた人は14％であった。また，すでに専門家にOCDの診断を受けている群においても，行動療法について知っていたと答えた人は25％であり，薬物療法のみ受けている群では19％にすぎなかった。これらが示すように一般的な行動療法の情報はその当時まだ十分に広まっていないことがうかがわれた。ホームページのわかりやすさについては，96.6％がわかりやすいと答えており，61％が行動療法について理解できたと回答している。これらからホームページによる啓蒙活動は知識の提供という点において効果があったといえる。

また，統計的なデータはとっていないが，九州大学精神科，筆者の勤務する筑後吉井こころホスピタル（旧奥村病院），肥前精神医療センター，川崎医科大学などでは，ホームページを見て受診するOCDの患者が増加している。さらに，電子メールや電話で行動療法を受けられる治療機関を紹介してほしいという問い合わせも多くなっている。

2．治療を行う際のテキストブックとして

九州大学では，2001年4月から2005年3月まで，OCDの行動療法と薬物療法との無作為割付比較試験（RCT）が行われた[24]。その治療研究の中での行動療法単独群には，図2のような週1回計12セッションの外来治療プログラムのプロトコールに基づいたERPが行われていた[22]。その際に，「治療ガイド」は毎回のセッションでテキストとして使用された。例えば，患者に症状のしくみを自ら記入してもらったり，強迫症状の先行刺激状況を列記してもらって不安階層表を作成したり，治療者が治療課題を出して，患者がその結果をホームワークシートに記載する，というように用いられていた。その際，患者に書いてきてもらったことを治療者が十分にフィードバックするようにした。それによって，患者がERPの具体的な治療方法を理解し，その治療効果を実感できるようになった。その結果，患者はさらに積極的に治療課題に取り組み，治療がスムースに進んでいった。

中谷らは，フルボキサミン単独群よりも行動療法単独群がより高い治療効果を示したことを報告しているが[23]，「治療ガイド」をテキストとして用いることは，限られた治療時間を効率的かつ集中的に行うことに役立ったとこの研究に携わった治療者たちは述べている。

〈**セッション開始前**〉診断面接，治療契約（治療内容，治療の目標，研究の趣旨），各種心理・画像検査，症状評価（Y-BOCS など）etc.

〈**セッション 1 ～ 2**〉**オリエンテーション面接**
・テキスト（「強迫性障害の治療ガイド」）による病気の説明
・積極的治療参加とホームワークの重要性の説明
・テキストのケース（洗浄や確認の例）を用いた症状の把握
・悪循環の構図とその結果生じた生活障害の説明
・症状をひとつ取り上げ本人に悪循環の図に記入してもらう
・悪循環の図による曝露反応妨害法の説明
・ホームワークの設定
　①テキストの復習
　②主症状以外の症状についても考えて書き出してくる
　③強迫症状がでる状況（例，〇〇の時にはxをしないといけない。という書き方で）について列挙してくる
　④任意の1日のスケジュールを書いてくる

〈**セッション 2 ～ 3**〉**曝露反応妨害法の課題の作成**
・ホームワークをしてきたことに対する称賛・評価
・④のスケジュールによる症状と生活障害の関係の理解；症状の客観化や不合理感を本人が自ら口にできるよう導く
・②③をもとに本人の理解の度合いの確認，治療者の症状のより深い理解，不安階層表作成，課題作成の参考とする
・課題の作成（効果，モニタリングしやすいか，本人が困っているか，などを考慮して）

〈**セッション 3 ～ 12**〉**課題の実施**
・課題の実施，評価，修正，ステップアップの繰り返し
・③を用いて治療の進み具合をモニタリング
・セッション 11 で④のスケジュール作りを再度ホームワークにする
・セッション 12 で治療前との生活の変化を比較し本人にフィードバック
・中間評価を実施（4 セッション毎），治療内容の検討

〈**セッション終了後**〉治療効果の検証，効果不充分なら次の治療内容の検討（最大 3 クール），follow-up セッションへ移行

図 2　九州大学の RCT 研究における OCD 外来治療プログラムの概略

3．筆者自身の診療での用い方

　ここでは，まず「治療ガイド」を用いて ERP を行った外来治療例を呈示した後，筆者が「治療ガイド」を用いる際に工夫したり留意したりしている点について述べることにする。なお，症例のプライバシーに関わる点は論旨に支障

のない範囲で内容を変更している。

1)「治療ガイド」を活用した外来治療例

【症例】 35歳　男性　元運送業

【主訴】 潔癖症と確認を治したい。

【生活歴・現病歴】

出産，発達に異常なし。小学校の頃から几帳面な性格であったが，友人は多く，スポーツマンであった。中学ではバレー部に所属し楽しくすごした。普通高校に入学し，楽しく過ごした。高卒後，一人暮らしを始め，専門学校に2年通った後，フリーターとして職を転々とした。この頃に戸締りの確認に時間がかかるようになったが生活にそれほど支障はきたしていなかった。

X－13年（22歳）の時に，営業の仕事に就いたが，書類の確認を何回も繰り返すようになり苦痛になった。がまんして5年間続けたが，X－8年に仕事を辞め，運送業の仕事に就いた。はじめは一時的に確認が減ってよかったが，徐々に降ろす荷物の品物や数が合っているか気になって確認を繰り返すようになった。ひとりの時の戸締りや車のサイドブレーキ，キー，ライト，タバコの確認行為も著しくなり，実家に戻って別の運送業に転職した。しかし，車の確認の悪化や，病院や公衆トイレの菌に関する不潔恐怖や確認などの症状で外出が苦痛になり，X－1年6月運送業を退職した。X－1年10月より近医を受診して薬物療法を受けるも効果がなく，インターネットで「治療ガイド」のことを知り購入した。本の内容は納得できたが，ひとりで行動療法を行う自信がなかったため，筆者のところへ電話をかけ，X年1月外来を初診した。

【初診時精神現症】

年齢相応の身なり，礼儀正しい態度，疎通性良好で知的能力に問題はない印象であった。不潔恐怖に対しては，本当はこんなに汚いと思う必要がないという不合理性の自覚は十分であった。確認行為についても必要以上に確認しているために生活しづらくなっていることを理解できていた。積極的に行動療法を行いたいと希望しており，抑うつや意欲の減退はみられなかった。

初診時面接（セッション1）：「治療ガイド」を一緒に読みながら，強迫観念，不安，強迫行為，回避行為の悪循環についての理解を確かめた。不潔恐怖については，手を何回も洗うことによって不潔のイメージを強くしていることや，便座に必ず紙を敷く，トイレの壁や床に服や身体が絶対当たらないように気を

つける，などの回避行為を徹底して行っていることによって，「ついたら大変なことになる」というイメージを強くしていることなどを明らかにした。治療は，「見えない汚れであれば多少ついてもよいと思うこと」，「壁やドアノブなど避けているものをわざと触るような治療課題になること」などを説明した。また，確認に関しては，車の運転や戸締り，タバコの火の始末などの確認は安全のため必要であるが，確認を多くするとかえってわけがわからなくなるという悪循環を説明し，「短時間，1回の確認で終わることに慣れると自信がついてくる」と伝えた。

「治療ガイド」の自らの症状に関する空欄を埋め，自分が避けているものや行為について列挙して不安階層表を作成してもらうことを次回までの治療課題とした。

また，次回からの治療の進め方としては，①診察室で可能なERPを行う，②治療課題のホームワークを出す，という2本の柱でやっていく方針であることを説明した。はじめは，毎週1回30分の外来通院で行動療法を行っていくこととした。患者の希望もあり，薬物療法は用いないこととした。

セッション2：「治療ガイド」に，主な強迫症状として，1時間のシャワー，便座に必ずペーパーを敷かないといけない，忘れ物や大変なことが起こらなかったかの確認行為（戸締り，車の確認長い時で15分），コンビニでの落し物の確認，コンビニ袋を捨てる時に大事なものが入っていないか何回も確かめる，などを記入していた。不安階層表は図3のように作成していた。

以下のような診察室でのERPを行い，ホームワークを出した。

〈診察室での治療〉

1）お金を触って手を洗わない。その手で財布，携帯電話，服，頭を触ってもらう。

2）トイレのスイッチ，ドアノブ，壁を手で触ったり，肩や服を当ててもらう。その手で財布，携帯電話，服，頭を触ってもらう。

1）も2）もはじめSUD（主観的不安評価尺度）50くらいまで上がるが診察の終わりには30くらいに下がったと述べた。

〈ホームワーク〉

a）お金や電気のスイッチを触った後手を洗わない。その手で服，財布，携帯，頭を触る。

b）それらを「治療ガイド」の記録用紙に代表的な治療場面として3つ記入して

〈あなたの不安階層表〉

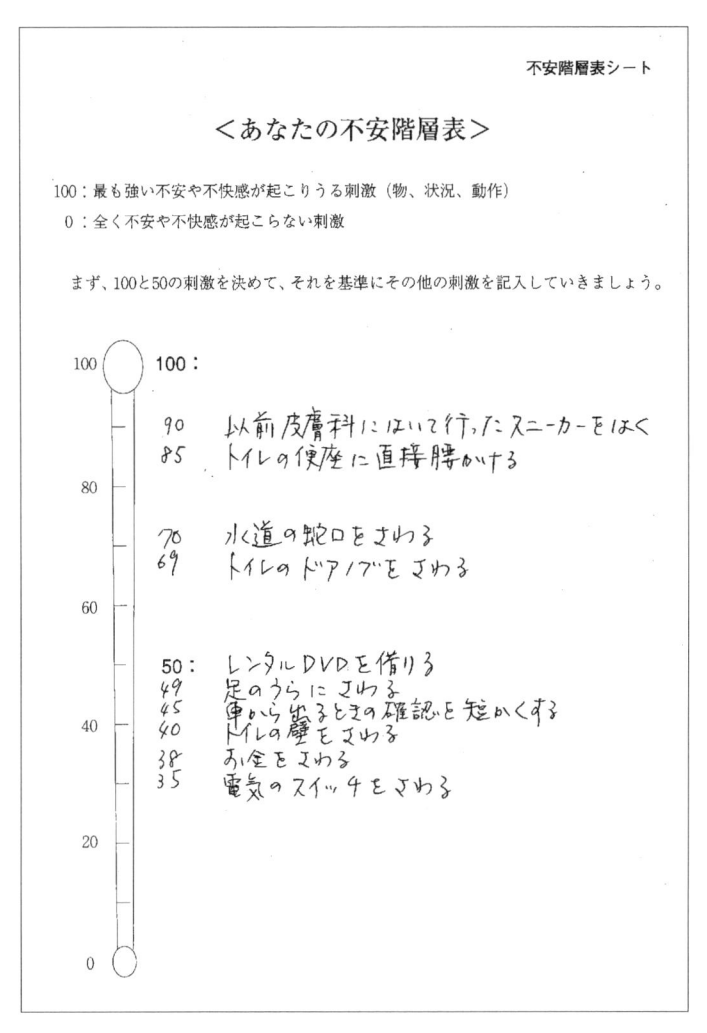

100：最も強い不安や不快感が起こりうる刺激（物、状況、動作）
 0：全く不安や不快感が起こらない刺激

まず、100と50の刺激を決めて、それを基準にその他の刺激を記入していきましょう。

100：
 90 以前皮膚科にはいて行ったスニーカーをはく
 85 トイレの便座に直接腰かける

 70 水道の蛇口をさわる
 69 トイレのドアノブをさわる

 50：レンタルDVDを借りる
 49 足のうらにさわる
 45 車から出るときの確認を短かくする
 40 トイレの壁をさわる
 38 お金をさわる
 35 電気のスイッチをさわる

図3　患者が作成した不安階層表

くる。

セッション3：前回のトイレのドアや壁のERP後のSUDは自宅に帰った時30であったが，時間とともに下がった。ホームワークの治療課題はほとんどできており，図4のように，「治療ガイド」のセルフモニタリング用紙にきちんと記入していた。最高のSUD50が時間の経過とともに下がっていた。患者も「不安や不快感が時間とともに下がるのが実感できた」と述べた。

84　第Ⅱ部　曝露反応妨害法を導入する際の工夫

治療ターゲット記録シート

＜本日の治療ターゲット＞

　　　　　　　　　　　　　　　　　　　Ｘ年　Ｙ月　Ｚ日

曝露する内容：居間の電気のスイッチを触って、その手を服や頭につける

反応妨害する内容：手を洗わない

経過時間	不安や不快感の程度 0（最弱）～100（最強） の点数をつけましょう	その時、何をしましたか？ 例：じっと座っていた、外を歩いていた、テレビを見ていた、食事をしていた、親に大丈夫か聞いてしまった、思わず手を洗ってしまった、など
開始時分 開始直後	50	家に帰って居間の電気をつけた
10分後	40	テレビをつけた
20分後		
30分後	20	テレビをみていた
		↓
1時間後	0	
1時間半後		トイレに行って手を洗った
2時間後		
自己採点 感想 反省点	いつもはスイッチをさわってすぐに手を洗っていたが、洗わなくても不安が下がるのがわかった	

図4　セルフモニタリングシートの記載例

〈診察室での治療〉

1）車から降りる時の確認を短くする。コンビニでの確認をしない治療

　治療者が診察室にいる状況で、患者が外に出て自分の車を運転し、指定したコンビニまで行く。そこに車を停め、灰皿、ドアロック、窓、周囲、の確認を1回だけ短時間して思い切って降りる。コンビニに入り、少し立ち読みして、

落し物の確認をせずにサッとコンビニから出て車に乗り，病院の診察室に戻る。
「車の確認は1分以内でできた。直後のSUDは40くらい。今（診察室）は30くらい」と述べていた。

2）足の裏を触って，その手で自分の服，頭，携帯に触ってもらう治療

「昔スポーツをしていた時は，こういうことは平気だったでしょ？」と聞くと，患者は「そうですね。まったく気にしていませんでした」と答えた。はじめに治療者がモデリングをしてみせて，同じことを患者にしてもらった。「少し気持ち悪いです。SUD40くらい」というが，表情は余裕がある。別の話をした後SUDを聞くと，10分後には20に下がった。

〈ホームワーク〉

a）積極的に車に乗ってコンビニにいく。その際，車から降りる時の確認を，短時間の1回のみとする。コンビニでも落し物の確認をしない。

b）足の裏を触ってその手を服，頭につける。手を洗わずにすます。

セッション4〜7：診察室でのERPは，ゴミを確認せずに捨てる，短時間の確認で銀行のATMでお金をおろす，水道の蛇口を触ってその後手を洗わない，トイレの便座にペーパーを敷かずに座る，などを段階的に行い，それぞれ直後はSUD50くらいになるが時間の経過とともに不安が軽減する体験を得ることができた。また，ホームワークは診察室で行ったことを自宅でも実行してもらうことの他に，不安階層表に記載されていた，レンタルDVDを借りる，苦手なスニーカーを履くなども加えていった。これらのホームワークの記録は主に新しい課題について記載してもらうようにした。患者はまじめに記録をつけ，それらのほとんどにおいて時間とともにSUDが下がっていた。セッション6から通院間隔を2週間に1回に広げ，運送業の就職活動を開始した。

セッション8：ホームワークはほとんど問題なくできるようになり，患者は「自信がついた。運送業の就職先も決まった。もし調子が悪くなったらまた通院を再開したい」と希望し，治療終結となった。

2）診断や曝露反応妨害法の適応かどうかの判断材料

強迫症状を主訴として病院を受診した患者の中には，OCD以外の疾患（統合失調症圏や発達障害圏など）やOCDであってもERPの適応でないケース（強迫性緩慢など）が含まれていることが少なくない[15]。しかし，初診時で診断やERPの適応かどうかを確定するのは決して容易ではない。そこで，次の

診察までに「治療ガイド」を読んでもらい，症状のしくみや強迫観念，強迫行為，回避行為など（すなわち著書の導入編の部分）の空欄を記入してくることを最初のホームワークにすることを筆者はよく行う。そして，次の診察の時に，患者が記入した内容を確かめたり，その内容を掘り下げる質問をしたりすることで診断やERPの適応の判断材料にしている。症例の患者はモチベーションが高く，主体的に「治療ガイド」を読み直し，必要事項を記入していた。その内容から疾患や治療法に対する理解がよくERPの適応であると判断された。

もしも患者の症状が「治療ガイド」の内容に明らかにあてはまらない場合には，ERPの適応ではないことを伝えて，患者の症状をいくらかでも軽減していくための別の方法を（薬物の選択も含めて）一緒に考えていくようにしている。それでも「治療ガイド」を使いたいと希望する患者がいるが，その場合には，役に立ちそうなところだけ（例えば，心構えやスローガン的な内容など）を部分的に利用している。

3）不安階層表やセルフモニタリングの記録用紙の工夫

「治療ガイド」には，巻末に「不安階層表シート」や「治療ターゲット記録シート」「宿題記録シート」が添付されているが，これらが使いやすいという意見をクリニックの精神科医などから聞くことが多い。これは長い診察時間がとれない医療機関において，軽症の患者であれば十分にこれらの既製のシートが有効であることを示しているといえる。症例においても図3，4のように「不安階層表シート」や「治療ターゲット記録シート」が有効に活用されていた。「治療ターゲット記録シート」では，記録することに関して強迫的になりすぎないように，代表的な3場面だけ，とか，新しい課題だけ，など記録のしかたを指導した。

一方，重症で複雑な患者のケースでは，これらのシートのままでは使いにくく，患者に合わせた工夫が必要となることが多いことを経験してきた。例えば，不安階層表のSUDのつけ方は，非常に細部に拘泥する患者の場合は，点数が正しいかどうかやどちらの項目が上か下かなどを気にして，記録することに莫大な時間を要することもある。その場合は，難易度を1から5の5段階評価やABCDの4段階評価のように大雑把に分けることで細かい順番を決めなくてすむようにしている。この方法によって速やかに記録できることも多い。

また，日常生活のいろいろな場面で強迫症状が惹起されるタイプの患者[16]

表1　ERPのセルフモニタリングシートの例

日　時	不安になった状況	その時どのような考えが浮かんだか？	不安の程度 SUD	その時どうしたか？（ERPか強迫行為か？）	その後の不安はどうなったか？
△月11日 11：30	道を歩いている時，老人とすれ違った	ぶつかって老人に怪我をさせたのではないか	60	その場所に戻って老人が倒れてないか確認した	すぐに不安は下がったが，家に帰るとまた思い出して不安になったSUD30
△月14日 16：00	車を運転している時道路のそばに子どもがいた	もしかしたらひいてしまったのではないか	80	ここがERPの治療場面だと考えて引き返さずに先に行った	徐々に不安は下がった。40分後，家に帰った時のSUDは20
△月15日 14：30	スーパーで瓶がならんでいる近くを通った	瓶を割ってしまったのではないか	50	ここがERPの治療場面と考えて先に行った	店を出て30分後には不安はなくなった

には，表1のような日時，不安になった状況，その時の不安の程度，その時どうしたか，その後どうなったか，などのセルフモニタリングノートを作って記録してもらうことが多い。こういうタイプの患者には，1枚1枚のシートよりもノートの方が，治療の連続性がわかりやすく，時々治療者が大事なポイントを書き込んだりしたことを後で振り返って見直すこともできるので便利と思われる。

V　おわりに

筆者のもとを初診する患者の5割以上はすでに「治療ガイド」を購入していたり，読んだことがあると述べたりしている。「治療ガイド」を読んで自分ひとりで治療を頑張ってみたという患者もいないことはないが，ある程度の理解はしたものの次のステップへ踏み出せていない患者がほとんどである。このことは，「治療ガイド」を有効に活用するには治療者の存在が必要であることを示していると思われる。

筆者としては,「治療ガイド」を,患者の重症度,理解度,モチベーションや,治療者の行動療法の経験,治療に割ける時間,入院や外来などの治療環境,などに応じて柔軟に用いてもらいたいと思っている。

別の論文[17]でも述べたことであるが,薬物療法中心の治療でも,軽度から中等度の患者であれば,「治療ガイド」の内容を患者と治療者が理解することによって治療効果は増幅されるのではないかと筆者は考えている。

参考文献

1) Barlow D, Cerney JA：Psychological Treatment of Panic: Treatment Manuals for Practioners, The Guilford Press, 1988.
2) 海老原竜二, 中川彰子, 吉里千佳, 他：強迫性障害のホームページによる啓蒙, 教育, 治療. メンタルヘルス岡本記念財団報告集, 10: 37-42, 1998.
3) Foa EB, Wilson R：Stop Obsessing: How to Overcome Your Obsessions and Compulsions. Bantam, New York, 1991.
4) Foa EB et al：Therapist Procedures for Obesssive-Compulsives (Unpublished).
5) Foa EB, Kozak MJ：Mastery of Obsessive-Compulsive Disorder — Client Workbook. The Psychological Corporation, New York, 1997.
6) 飯倉康郎：確認強迫の行動療法の治療例—変化からの検討. 精神科治療学, 8(7): 825-831, 1993.
7) 飯倉康郎：強迫性障害の行動療法の治療経過—強迫性の対応についての検討. 精神療法, 20(1): 45-51, 1994. In 精神科臨床における行動療法. pp.172-182, 岩崎学術出版社, 2010.
8) 飯倉康郎：強迫神経症の治療効果を高める患者教育システムの開発—HANDOUT の作成. メンタルヘルス岡本記念財団研究助成報告集, 9: 5-8, 1997.
9) 飯倉康郎, 後藤晶子, 山本ゆかり, 中谷江利子：強迫神経症の行動療法の総合研究（1）. メンタルヘルス岡本記念財団研究助成報告集, 10: 1-7, 1998.
10) 飯倉康郎, 後藤晶子, 山本ゆかり, 中谷江利子：強迫神経症の行動療法の総合研究（2）. メンタルヘルス岡本記念財団研究助成報告集, 11: 7-11, 1999.
11) 飯倉康郎：強迫性障害の行動療法と薬物療法. 脳の科学, 21: 851-859, 1999.
12) 飯倉康郎：強迫性障害の治療ガイド. 二瓶社, 1999.
13) 飯倉康郎, 後藤晶子, 山本宙：強迫神経症の行動療法の総合研究（3）. メンタルヘルス岡本記念財団研究助成報告集, 12: 7-11, 2000.
14) 飯倉康郎：強迫性障害の行動療法—症例と治療形式の工夫. こころの科学, 99, 2001. In 精神科臨床における行動療法. pp.199-210, 岩崎学術出版社, 2010.
15) 飯倉康郎：強迫症状の治療と認知-行動療法の活用. 精神療法, 30(6): 613-622, 2004. In 精神科臨床における行動療法. pp.42-55, 岩崎学術出版社, 2010.
16) 飯倉康郎：強迫性障害—曝露反応妨害法の治療場面について. 精神科臨床サービス, 9(4): 521-525, 2010. In 精神科臨床における行動療法. pp.99-114, 岩崎学術出版社, 2010.
17) 飯倉康郎：強迫性障害臨床における行動療法と薬物治療の"連動（れんどう）". 精神療法, 35(5): 584-591, 2009. In 精神科臨床における行動療法. pp.130-142, 岩崎学術出版社, 2010.
18) Kozak MJ, Foa EB：Mastery of Obsessive-Compulsive Disorder — Therapist Guide. The Psychological Corporation, New York, 1997.

19) March JS : How I Ran OCD off My Land: A Guide to Cognitive-Behavioral Psychotherapy for Children and Adolescents with Obsessive-Compulsive Disorder. OC Foundation, 1996.
20) Marks IM : Living with Fear. McGraw-Hill, 1978.
21) Nakagawa A, Ebihara R, Yoshizato C : Using internet for education, assessment and treatment of OCD. 28th Congress of the EABCT Abstruct, 76, 1998.
22) 中尾智博：外来治療の進め方の基本．In 飯倉康郎編著：強迫性障害の行動療法．pp.85-113, 金剛出版, 2005.
23) Nakatani E, Nakagawa A, Nakao T et al : A randomized controlled trial of Japanese patients with obsessive-compulsive disorder ― effectiveness of behavior therapy and fluvoxamine. Psychotherapy and Psychosomatics, 74(5): 269-276, 2005.
24) 實松寛晋：強迫性障害の行動療法と薬物療法のRCT効果研究．精神療法, 35(6): 39-47, 2009.
25) 山上敏子：強迫性障害―わたくしの治療の進めかた．精神科治療学, 15(11): 1197-1202, 2001.
26) 吉里千佳, 飯倉康郎, 海老原竜二, 他：インターネットを利用した実態調査―強迫性障害の行動療法について．日本行動療法学会第27回大会発表論文集, 121-122, 2001.

| 第 4 章 |

治療への繊細な導入のしかたの工夫

中川 彰子

Ⅰ　はじめに

　強迫性障害に対しては，曝露反応妨害法をはじめとする行動療法の技法が有効であることは実証されている。ただ，これらの技法を実際の症例に適用する際には，症例ごとの工夫が必要である。この工夫に注ぐのに必要な力が大きいほど難治な症例という見方もできる。特に行動療法による治療が始まり，進んでいくためには患者の主体的な姿勢が必要である。
　本章では筆者が最近経験し，治療への導入から工夫が必要であった症例の治療経過を紹介し，解説を加えたい。

Ⅱ　症例提示

　重症の不潔恐怖のために生活障害に陥っていた症例の治療経過を紹介する。なお，本症例報告については，事前に本人の承諾を得ている。

【症例】初診時 18 歳，女性
【主訴】入院治療をさせたい（母親）
【生活歴・現病歴】
　調理師の父親と主婦の母親のあいだの第 2 子。大学生の兄がいる。中学に入学してから生活のリズムが変わったこともあり，その頃から"トイレの水を流してドアから出るまでに水が飛んでくるように感じ"，流さずにそのまま出た

り，学校のスリッパがすごく汚いと思うようになった。この頃友人から無視されるなどのいじめを受けていたようで，中学2，3年は保健室で休むことが多かった。また，人と接するのが苦手であり，人の目がいつも気になっていた。家庭の経済的事情で工業高校に進んだがおもしろくなく，制服のスカートが汚いと感じるようになり，帰宅後に洗濯をしたり，手洗いもひどくなった。

X－2年，高校2年の5月に不登校気味になる。"手を洗い始めるとやめることができない"という主訴で6月に総合病院の精神科を受診した。フルボキサミンを処方されたが奏効せず，1日の大半を強迫症状に費やすようになり，通学の準備もできず，まったく学校に行けなくなった。食事の前にきっちり手を洗わないといけないので，7月には食事がほとんど摂れなくなり，服薬も不規則となったため，入院治療の目的で大学病院の精神科を紹介され受診するも，本人も家族も消極的で入院とならなかった。その後食事は徐々に摂れるようになり，手洗いの回数，入浴時間などについての目標設定をして取り組む余裕がもてる状態になった。

X－1年4月から通信制高校に転入学し，治療場面においても苦手な場面の階層表を作り課題を決めることまでできていたが，6月に主治医が交代し薬物調整中心の治療となり，9月頃から手洗い，入浴，トイレにおける強迫症状が増悪し，症状のために服薬すらできなくなった。12月からは外出することができなくなり，受診できなくなった。主治医は外来治療が困難と考え，X年1月，入院目的で当科に紹介された。母親は本人が入院に同意するならと紹介を受け入れた。

【治療経過】

本人来院まで：X年2月に母親のみが初診。上記の病歴に加えて1日の過ごし方について次のような情報が得られた。午後に起きてきて食事をし，長い時は夕方からトイレに6時間ほど入り，トイレットペーパーは一度に12ロールを使用。排泄が終わった後にトイレの掃除を行い，トイレ後には必ず着替えをするが，その後洗面所で手洗いを長時間し，水流が強く洋服が濡れるので何度も着替えてやり直している。また，排便後は手洗いだけでなく，歯磨きや洗顔をするのが儀式化しているため，これらに全部で2～3時間かかる。また，排便の後は必ず3時間以上入浴するので，そういう時は明け方までかかっている。

日常生活では素手で触れられない物も多く，症状に家族を巻き込んでおり，

特に母親に要求が多く，母親もどう対応してよいかわからず疲弊していた。何より「手が汚れるから」と食事もしないことがあり，水分をほとんど摂らず，1日に1回とトイレの回数を制限しているため，身体が心配と話し，一時は親子心中も考えたという。

前医に見せるために本人が書いたというメモを持参していたが，困っていることとして，トイレや入浴が長くかかり，思うように動けないでいることが簡単に書かれていて，明らかな思路障害はなさそうであった。

しかし，母親の情報とメモからだけでは本人の病態がつかめなかったので，事前に本人の承諾を得て，3回目の母親の診察時に母親の同席のもと，本人と電話で直接話すことにした。本人は電話でも話を聞いてくれると聞いて嬉しかったという。約束の時間に電話の前で待っており，受け答えは声も小さく弱々しい印象で，症状に圧倒されてはいるが，このままではいけないのでなんとかしたいという気持ちは伝わってきた。紹介状によると行動療法的なアプローチをしている時はやや調子がよかったこともあり，簡単な行動分析をしながら症状が学習されてきたことを患者が実感するように話を進め，それを少しずつ変えていこうと促した。そのためにはまず受診してもらうことが必要であると伝えた。

本人来院からアルバイト開始まで：母親の診察開始から4回目に本人が受診できた。前髪は長く伸ばして顔を覆うようにしている。緊張しており，声は小さく反応はやや遅いが，質問には的確に答える。明らかな思路の障害はなさそうである。母親によると前回の電話の後に，受診をするためにそれまで避けていた入浴をすることができて少し気分がよくなり，それをきっかけにドライヤーも扱えるようになったという。

本人からはほとんど語られないため，こちらの投げかける質問に答える形で困っていることを次のように答えた。トイレの便座が気になる。"自分が汚い"と今年はじめから思い始めている。自分の使った後のトイレが汚いのでその汚れがついて人を汚す。だからトイレの便座やトイレの床などを掃除している。入浴したら今度は周りが汚くなるが，このことには少し不合理感があるようであった。他に，手洗いが多いことをあげ，洋服や日用品など何か触るたびに手洗いをすると話し，汚いというより，決まりみたいになっていて苦しいと語った。さらに症状改善後の目標を問うと，「よくなったら学校に行きたい」「友達

と遊びたい」という。そのためにもまず，きちんと外来通院をしたいというので，主治医としても外来通院するためにこれまでよりも入浴が増え，症状は軽快するはずであると答えた。

『強迫性障害の治療ガイド』[1]を紹介し，少し一緒に読んで疾患や治療法について説明をし，購入して次回までに読んできてもらうことにした。自分が汚いと思っているところや入浴したら今度は周りが汚くなるというところなど病態水準にやや疑問はあったが，手洗いの際，袖を必要以上にまくって洗っていることには本人もうっすらとした不合理感を感じており，時間がかかって苦しいという思いもあった。そこで，これを変えることはできそうだからということで，次回までの課題を袖のまくり方を短くしてみる，ということにとりあえず患者と決めてみた。気分的にはだいぶ楽になってきているという。

薬物療法としては，前医のクロミプラミン30mgにペロスピロン4mgを加えた。来院1カ月後にはトイレに2回行くことがあり，2回目は早く出られると，気づきを述べた。通信制高校のレポートもできるようになり，3カ月ぶりに高校に行けた。この頃から，長くて困っているトイレ，その後の手洗い，入浴の時間のほか，課題の遂行状況や気づいたことなどをパソコンで表を作り，記録したものを毎回持参するようになった。この頃トイレには3〜4時間，その後の手洗いには2時間前後を要していた（p.99図1参照）。

トイレが長くなるのは，1回ですませてしまおうとして長く座っているためだというので，排便したらすぐ拭く，なるべくトイレには1日2回行くことを課題としてやってみることにした。この頃には落ち込むことが少なく明るくなったと母親が報告した。3カ月後にはトイレは1時間を切ることもあり，外出時にはトイレに2回行けるようになった。また，病院の受診時に母親にしてもらっていたカードやお金の受け渡しなどが自分でできるようになった。この頃は手洗いも少しいい加減にできるようになったと話した。「トイレから出た後に自分が汚いと思って，（それを覆うように）洋服を重ね着してしまいます。でも，これまで避けていたみんなが座るソファになるべく座るようにしています」と話し，お風呂の後なら重ね着をなくせるかもしれないというので，それを課題にしてみた。この頃から，あまり水分の制限もしなくなり，朝起きてトイレに行きたいと思うことも出てきた。

6カ月後には学校に行く時にひとりで電車やバスにも乗れるようになり，手

すりや降りる時に押すボタンに触ったり，座席に座っても以前より気にならなくなっていた。腕を出すとどこかに当たりそうで避けていた半袖も着るようになった。自分で便座を拭く時間を短くしているというので，話し合ってトイレの便座拭きをやめるのを課題にした。

　患者はほぼ2週間に一度きちんと外来に通院し，毎回課題の遂行記録を持参していた。1回の診察時間は10〜15分しかないが，その中で記録を一緒に見ながら達成状況を振り返り，次の課題を話し合って決めていた。課題を決めてもすぐには実行できないことも多いが，3回後ぐらいにはほぼ達成できるようになる傾向があった。この頃はまだ患者も自分の症状をきちんと言語化できず，こちらも十分に症状の行動分析ができないこともあり，治療の進め方は患者に合わせていた。たまに外出もできるようになり，外出すると気分がよいと感じるようになったという。家の中では母親に確認したり，自分の自由に手洗いをしてしまうが，外では以前ほどには汚いと感じずにいろいろな行動ができるようになっているので，本人ができそうな外出やアルバイトなどを勧めていたところ，週2日ぐらいからアルバイトをしてみようと思うようになったというのでそれを支持した。

　最初のアルバイト開始から新しいアルバイトを考えるまで：来院7カ月後にはコンビニのアルバイトに行き始めた。週1回1日3〜4時間，この面接の後からトイレの時間がそれまでの30分程度から1時間以上と長くなった。また，何も考えずにじっと座っている時間が延びた。確認も増えたが，母親は答えないようにしているという。下痢を気にして服薬ができていないため，希望によりクロミプラミンからフルボキサミンに薬物を変更した。コンビニでは客の手に触れるようにしてつり銭を渡すように言われて抵抗があったが，なんとかできており，訓練になっていると話した。

　8カ月後には，アルバイト先で掃除もするようになり，自ら週2回に増やしてもらったりと積極的になった。この頃，父親と外食に出かけることもできた。それまでなかった尿意を感じるようになり，1日に3回行ける日もたまにあった。ただ，まだトイレが汚いという気持ちから洋服やズボンを脱いでからしかトイレに入れず，手洗いの水流も激しいため着替えた洋服が濡れてまた着替える行為を繰り返していた。それでも，アルバイトに出かける時は急ぐためトイレはやや短くなっており，この頃はトイレットペーパーの1回の使用量は

3ロールぐらいになっていた。

　しかし，店長から動きが遅いと注意されることが重なり，勤務を入れてもらう回数が少なくなってからは，自分の使ったバスマットを洗ったり自分の脱いだ物を家族の物と一緒にできなかったり，という新しい症状が出始めた。トイレも長くなり，着替えにも時間がかかり始めたため，このことを本人と話し合い，服を着たままトイレに行ってそのまま帰ってくることについて聞いてみた。「トイレから出てきた身体で家族の服に触るといやな気がするけど，家族が座るソファには座っています」と自分で矛盾していることを語り，高校の頃は着替えずにトイレができていたことを指摘すると，「今考えたらできていたんだなと思います。でも，今やっていることがおかしいと思えないところもあります」という。自分がやっていることが絶対に正しいと思っていた時期もあったが，こういう病気と言われてからどっちが正しいのかなと思えるようにもなった。できれば母ぐらいの程度に気にせず過ごせるようになりたいと思うと述べた。

　手洗いについては，汚いと思っている物を触った後に，自分がきれいにしておきたい物を触る時に洗うことが多い。兄がトイレの後手を洗わないので，兄が触った物は汚いと思う，手洗いをするのは自分のせいではなく，周りが悪いと勝手に思ってしまうところがあるという。母親は最近の症状の悪化はアルバイトでよく注意されるストレスの影響が大きいと思うと話した。職場のストレスによりいったん軽快していた症状が出始めており，これを克服することで自信をつけることができると考え，患者に説明し同意を得たため，入浴後に何か触るたびにしていた手洗いを段階的に我慢する課題を加えたところ，「洗うことを我慢したら，少しずつ慣れて，汚い感じが薄まっていくのがわかるようになった」と語った。

　新しいアルバイト開始から外でトイレができるまで：1年2カ月後くらいから，コンビニをやめてレストランの仕事に就いた。今度の職場では，自分が神経質で行動が遅いことも理解してくれ，自分のペースに合わせて仕事を教えてくれ，人間関係も良好であった。決めた課題を以前よりは早い時期にやり始めるようになり，母親もよい方向に進んでいると話した。アルバイトの頻度も2日に1回ぐらいになり，必要に迫られてトイレの時間も早くなってきた。トイレの後に廊下を拭かないことを課題として始め，自分の汚れがついていたっ

ていいじゃないかと考えを変えたという。便座に座る時間も少しずつ短くしていった（小便10分，大便20分以内）。また，トイレに行きたい時に我慢せずに行くこととした。

通院開始1年半後頃には治療意欲がさらに高まったため，家の中ではトイレとその他の部分を自分の意識の中で分けていることに焦点を当て，トイレのドアをいつも開けるようにして，慣れたらトイレの前で立ち止まるようにした。この頃には曝露反応妨害法の意味をよく理解し，その効果を実感するようになっていた。しかし，トイレとその後の入浴を合わせても合計で2時間ぐらいになっていたため，入浴時のいろいろな儀式をやめることも課題に取り入れ，さらに治療が進んだ。一方では自分が頑張っていることを家族が認めてくれない，トイレ後の廊下拭きをしていないのに褒めてくれず，かえって疑われて泣いてしまった，などとこれまでになく感情も吐露した。治療への意気込みを感じたため，母親にそのことを伝え，積極的に頑張りを褒める方向での支援をお願いした。

外でトイレができてから現在まで：通院開始1年8カ月頃に法事で訪れた親戚の家でトイレができたことから，その時にどのように考えて行動したのかを尋ねた。「家のトイレならこれからも使うし，掃除しないといけないけど，外のトイレならもう2度と来ないし，他人が掃除してくれるので平気でした」「ただ，外のトイレは汚いと思っていて，服が便器についたりするのがいやなんです。家ではトイレ掃除をした父親が手をきちんと洗ってくれないから父親の触った物など家の中がなんとなく汚いので，そういう物に触ったら手洗いをしたくなります」「トイレに座るのが長いのは，やっぱり出かけた先でおなかが痛くなる（トイレを使う）のが怖くて，朝自分のおなかが治るまではなかなか立てなくて。それでも取り決めの時間になったらぎりぎり立つようにしています」などと語った。トイレの後に着替えなくてもよい人になりたいか，の質問には着替えないほうが楽だという。「結局は自分が汚れるのがいやなんですね」という結論となる。

この，偶然に外でトイレができたことにより，症状の行動分析がさらに進み，入浴後自分がきれいになっていると思っている時に家族の座るいろいろな場所に座る，外出後に着替えない，などの課題をこなし，「初日は違和感があったけれど，慣れてきている」などと自ら報告するようになった。自分が座りそう

なところを母親がわざと汚すのに対して「わざとでしょう？」と笑って文句を言って着替えるのを我慢するようになったという。「自分が見ていない時に人が触っているのは大丈夫で，勝手な考えだと思う」と不合理感も口にした。さらに，患者の恐怖の対象であるトイレにただ入って出てくる，1回座って出てきて居間に座る，などに挑戦し始めた。この頃になると学校は来年の12月で卒業になるので，就職のことも考える，など徐々に将来のことも話すようになった。トイレットペーパーは2ロール以上使ってないため，さらに少しずつ減らす課題も加えた。

　アルバイトではホールの仕事で客の注文をとることにもすっかり慣れ，トイレ掃除もできるようになり，「前に比べると，やってみたら案外できたことが多くなったようです。服が便器についてもよくなりました」という。課題にしてはいないが，トイレで床以外のところは拭かなくてもよくなっているという。

　通院開始後1年10カ月後にはトイレは1日3回は行くようにしているが，最後のトイレ後に入浴し，その後にはトイレに行かないようにするのは続いていた。家族が寝てから最後のトイレと入浴をすませるので就寝は深夜になっていた。「自分の中では布団が一番きれいな気がするので，布団から出て行ってトイレに入って布団に入るようにするのがいいと思います。周りが汚いと思うのがおかしいですよね，あきらめるのが大切ですよね」と自ら課題にしたが，最初はトイレに入った後に何か上に着てからしか布団に入れなかったものの，すぐに克服できるようになった。

　主治医が少し治療の進め方を速くすることを提案すると，卒業するまでに治療が終わるようにしたいという希望を抱き，アルバイトをもうひとつ始めて毎日働くようになり，課題にしていなかったトイレの便座拭きもやめることができるようになった。忙しいので拭いていないのだという。自分では普通だと思っていたことが症状だとわかるようになった，症状のひどかった頃に戻りたくないとも思うようになったという。トイレ後も徐々に着替えの数を減らすことができた。

　通院開始2年1カ月後にはトイレと入浴を合わせて1時間強しかかからなくなり，「トイレ，手洗い，お風呂がセットになっていると思います。最終的にはそれをやめることです。今よりもっと進まないと，と思います。決断する時は来ているのですけど」と語り，入浴の後にトイレに座る，実際に排尿する，

などに挑戦し始めた。また，パンを焼いたりお菓子を作ったりする仕事がしてみたいと思って父親に習っている，などと具体的な将来の目標を語るようになった。母親もいろいろなことがすごく速くなっていると喜んで評価した。きれいなところと汚いところを作って区別してはいけないという気持ちが生まれており，「あと一山越したらかなり変われると思う。具体的にはトイレ（大便）と入浴のセットを外すことだと思います」と述べ，それを課題にして立ち向かう意欲をみせるようになった。

通院開始後2年4カ月後にはトイレは行きたい時に行き，1日に4回以上行け，数分ですませられ，入浴後に排便もできるようになった。また，仕事もひとりで任されるようになったという。「生活の中で苦痛はなくなってきてよかったと思うのですが，ふとした時に手を洗ったり，汚いなと思ってしまうことがあって，それがなくなればいいのかなと思います。すごく落ち着いて生活できています」。行動療法については「ここへ来て，こんなやり方があるんだということを学べてすごく安心できました」と述べ，ここまで来るのに時間がかかったと思うかの問いには「時間をかけてゆっくり治ればいいと思っていたのでよかったです」とのことだった。また，「母親の支えでここまで頑張れたと思う，いつもそばにいて注意深く見てくれていたので心強かった，恥ずかしくてきちんと伝えていないのですが」と感謝の気持ちを主治医に話した。「バイトをしたことも大きかった」と言い，「今のバイト先が自分を理解してくれて自分のペースに合わせて指導してくれたのがよかったと思いますが，今思えば，最初のバイトの時はまだ考えが甘かったと思います。自分のことを思って注意してくれていたのにそれに感情的になってしまったのです」とも述べた。さらに，「今は家族と暮らしているんですが，一人暮らしをするとどうなるかがわからないとも思います。まだ他人のように気にしないようになりたいと心から思えない部分がどこかにあって，そこも変わらないといけないと思います」と不安も語った。通院開始から2年5カ月後には，全体として5割くらいはよくなったと自己評価し，さらに細かい症状について自ら課題を提案して取り組み，母親と1泊旅行も楽しむことができ，自信を高めた。

以上の経過を図1に示す。その後，定時制高校を卒業してからは，通院間隔も3～4カ月に1度と徐々に長くなり，一人暮らしも経験できた。デパートの販売員としての勤務が2年以上続いていた初診から5年後に治療を終了した。

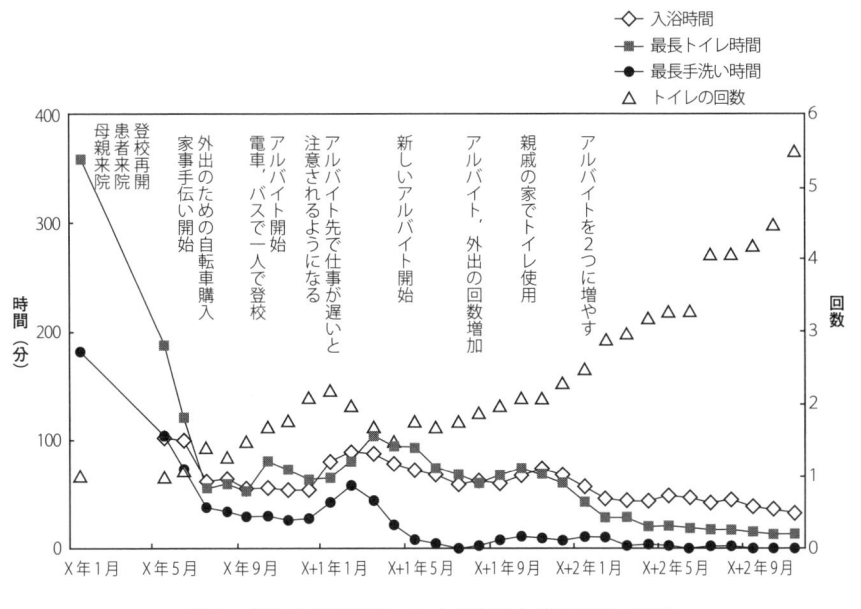

図1 患者の症状記録，および生活上の出来事の推移

母親も「こんな日が来るなんて……」と感激していた。なお，薬物は本人の希望で比較的早くに漸減し，ごく少量のフルボキサミンで維持していたが，終了1年半前には中止した。

Ⅲ 強迫性障害に対する行動療法の実際

前述した症例は，新患と再来の区別もない一般外来の忙しい診療時間の中で治療を進めたものではあるが，以下に治療の流れに沿って強迫性障害（以下OCD）の行動療法を行う際の留意点をあげながら振り返ってみる。

1．主訴から苦痛を生活の中での具体的な症状として取り上げる

強迫症状で日常生活が圧倒されている患者の多くは，自分でも何がどうなっているかわからずにただ苦しんでおり，「生活がしづらい」と問診票に書く患者も多い。そこで，患者の日常生活を具体的に詳しく尋ねてみると，その中で強迫症状らしきものがはじめて出てくることもある。その苦しんでいることが

症状であり、さらに後でこれについて詳しく聴いていくことを伝える。本症例の場合は、苦痛である症状について電話で話したことで、いくらか客観的になれ、「外来通院だけはきちんとしよう」と思えるなど、治療への期待が生まれたのではないかと考える。

2．これまでの患者の生活を把握して治療に生かす

通常の精神科の初診時と同じように、患者のこれまでの生い立ち、家庭、学校や職場など患者をとりまく環境、そこでの適応の具合などを尋ね、患者の対人関係のパターンや物事への対処方法などを明らかにしておく。他の身体疾患、精神疾患への罹患の有無にも注意する。特に発達の問題があるかどうかはその後の治療方針に大きく関わるため、できるだけ明らかにしたい。さらに強迫症状の始まりとそのきっかけ、症状の経過と患者をとりまく状況との関係（マクロの行動分析）などについても把握する。

重症者の場合では、最初からこのような質問を投げかけることはできないが、患者の余裕をみながら少しずつ進めていく。本症例の場合は、もともと対人緊張が強く、学校での適応があまりよくなかったことを考慮して治療を進める必要があった。適応状態が悪いと強迫症状が悪化することはよくみられるが、患者が最初のアルバイト時にみせた強迫症状の悪化と次のアルバイトでみせた改善は、それをよく物語っている。主治医は患者がなるべく適応のよい環境で治療を進められているかどうかに留意した。

3．症状を生活の中で把握する

強迫症状については、どのような時、どのようなきっかけで、どのように考え、最終的にはどのようなことを心配して、どのように感じて、どのように行動するか、行動の結果、考えや感じはどうなったか、その結果としてどのようにそれに続く行動が変化してきたかを患者とともに分析する。これを行動分析というが、不潔恐怖でたとえると、ある物に触れて自分が汚くなったと思い、とても不安（不快）になって手を洗う、洗うと一時的に気はすむが、また同じような状況になると不安になり、手を洗う、これを続けているうちにだんだん実際に触れなくても触れたかと思うと不安になり、洗い方もひどくなってきた、また、強迫症状の出そうな状況を避けるようになった、というように強迫症状が

不安の学習により維持，悪化されてきたことが明らかになれば，曝露反応妨害法（以下 ERP）の適用となる（p.22 図2参照）。

OCD ではこのような不安の学習がよくみられ，ERP が適用されることが多いが，ここで大切なのは，このような症状への学習の関与が明らかにならなければ，この技法の適用にはならないということである。OCD → ERP というものではなく，たとえば，強迫性緩慢の場合など，症状と不安との関係が明らかでない場合は，適応的な行動を形成するための技法が用いられる。つけ加えていうと，この行動分析を行う過程に行動療法の精神療法としての特異性がある。治療のために症状を具体的に生活の中で把握しようとして治療者が投げかける問いは，患者に治療者は自分の症状を理解してなんとかしてくれようとしているという感情を抱かせ，さらに自分の症状を客観的に捉え，その機序を理解するのを助け，両者が同じ治療対象に向かって治療共同体として取り組むことになる。ただ，臨床の現場では，最初にまとまった行動分析を経て治療を開始できることはむしろ少なく，本症例のように，患者の病態を考えながら，治療の経過の中でとりあえずの治療課題を試み，その結果で軌道修正しながら行動分析を進めていくことが多い。

外来治療では，患者が1日をどのように過ごしているか，朝起きてから寝るまでの行動について典型的な1日を取り上げて書いてきてもらったり，患者の自宅の見取り図を描いてきてもらったりするが，この工夫は患者のおかれている時間的空間的状況を把握するのに非常に有用であり，また，後に症状が改善し生活が変化したことをフィードバックをする際にも役に立つ。山上[3]が述べているように，行動療法は症状を把握する技術と症状を変容する技術とから成り，それらが絡まり合って治療が進む。症状が把握できるまで丁寧に行動分析を続けることなしに行動療法の治療効果は期待できない。

4．疾患や治療法についての情報を提供する

上記の行動分析により，患者が自分の強迫症状を見直すことができたら，OCD という疾患と治療法についての説明を行う。この際，患者や家族の理解を深めるために，『強迫性障害の治療ガイド』を用いることが多い。OCD は珍しくない病気であること，有効な治療方法があることを知って安心する患者も多く，治療意欲を高めるのに役立つ。本症例の場合も，こういうやり方がある

ことを学べてとても安心したという感想を述べている。

5．治療の対象と目標を明確化する

　治療に対して少し希望がもてたところで，今の強迫症状のどこが困っていてそれをどうしたいのか，を生活の中で具体的に患者の希望として取り上げる。また，この症状がよくなったら何がしたいか，どのような生活がしたいかを尋ねる。これは，治療を進める中で適宜振り返って，「○○ができるようになりたかったのですよね，そのためにはどこをどうすればいいですかね？」などと確認するとよいことが多い。今の症状で精いっぱいな重症例ではあるが，本症例の場合は，学校に行きたい，友人と遊びたい，と答えている。

6．治療の実際（曝露反応妨害法）

　前述したように，強迫症状の学習のされ方によって用いる技法は異なるが，ここではERPを用いる場合のことを述べる。飯倉[2]はERPを行うには，理解の体験（症状の不合理性の理解→治療の対象と方法の理解），直面化の体験（恐怖の対象への直面，強迫行為の妨害），habituation（馴化）の体験（不安や不快感，強迫衝動の一時的な高まりとその後の減弱）の3つの体験が必要であると述べている。本症例の場合は，治療が進み親戚の家でトイレができた時に，症状の不合理性が理解でき始め，治療がかなり進んでからhabituationが感じられるようになっている。治療者は患者がこの3つの体験が不完全でないかどうかを確認しながら治療を進める必要がある。

　ERPは患者の不安や不快感を伴うものであるので，患者の十分な治療意欲を必要とする。このため，取り組む課題としては，それを克服することで患者の得るものがより大きいもの，よりよい連鎖を生むようなものを選ぶ必要があり，患者一人ひとりに合わせた工夫を要する。本症例では，頑張ったのに周囲が評価してくれないと訴えたために，母親に課題ができているかどうかに注目してもらい，できた時はしっかりと褒めてもらうようにした。課題ができたら何かよいことが起こるように強化するのであるが，妊娠希望の患者など薬をやめたいと望んでいる場合は，用いている薬物を課題が達成できるたびに徐々に減量したりする。最終的には症状の改善自体が強化子となり，自分で治療を進められるのであるが，それができるまでは治療者と患者が一緒に患者を動かす

"ツボ"のようなものを探り，頑張ったらよいことがあるという設定（強化）を併用している。

7．治療環境を整える

　前述したように，強迫症状は患者をとりまく状況によって影響を受ける。特に本症例のように，これまでの生活で周囲への適応がよくなかった場合には，特に注意が必要である。可能な限り患者が不適応感を抱かずに生活できるような環境の中で治療を進めることが理想的である。患者はもともとやや動きがゆっくりで，自分のペースを守って動くところがあり，それを理解してくれる職場で働き始めてからは治療の進み方を速めることができた。また，OCDは自由な時間が増えると症状が増悪しやすく，症状以外の時間（本症例でいえば不適応を感じずにすむアルバイトやパン作りなど）が増えると症状が軽快することが多い。患者もそれを実感してアルバイトを増やしている。OCDでは特定の脳の回路が過剰に活性化されており，筆者はこれをブロックする，つまり他の部分の脳を使うことを増やしていくようなセッティングをイメージして治療をしている。患者の呈している症状自体とそれをとりまく環境との関係に同時にきめ細かく目配りをしながら治療を進めることが必要である。

Ⅳ　おわりに

　筆者が日常の臨床で行っている強迫性障害の行動療法を主として症例の治療経過を提示することで紹介した。強迫症状は一様でなく，この他にも紹介したい症例はあったが，紙幅の都合もあり果たせなかった。ただ，この症例の治療で用いられたさまざまな工夫を通して，行動療法の精神療法としての特徴，そして醍醐味のようなものを少しでも伝えられたらと思っている。

参考文献

1）飯倉康郎：強迫性障害の治療ガイド．二瓶社，1999．
2）飯倉康郎（編著）：強迫性障害の行動療法．金剛出版，2005．
3）山上敏子：方法としての行動療法．金剛出版，2007．

| 第5章 |

入院施設のない医療機関における外来治療の工夫

芝田寿美男

I　はじめに

　筆者はこの数年間を総合病院の無床精神科に勤務しており，常勤医一人という状況でもあるため，精神科治療に関して入院はおろか看護スタッフやコメディカルの援助も困難な環境で働いている。いわば一般開業のクリニックとほとんど同じ臨床環境にあるといえる。こういった臨床環境で強迫性障害を治療すると，よりいっそう行動療法の特徴が際だつ印象を受ける。
　今回は当科受診までに一般クリニックで年余にわたる治療歴のある症例を呈示した。この症例を通じて，行動療法を用いた治療の特徴を示しつつ，必要となった治療上の工夫について述べてみたい（プライバシー保護のため症例の細部は変更してある）。

II　症例の治療経過

【症例】当科初診時40歳　男性　会社員
【主訴】「不安による強迫を治したい」「薬だけでなく行動療法等も取り入れ積極的に治したい」
【生活歴】
　同胞2人第2子長男。元来心配症であり，予備校時代に少し強迫傾向が出現したが，充分コントロール内でいつの間にか自然軽快した。4年制大学卒業後，現在の会社に就職して，仕事上は特に問題なく働けている。社会適応や対人交

流は良好であり，長く交際しているガールフレンドがいる。

【現病歴】
　25歳ごろ腸疾患で入院してから，また病気になるのではないかと心配するようになった。はっきりとしないのだが，30歳ごろから不安なことが浮かぶと儀式的な回避行為をするようになっていたようである。
　32歳時に腎梗塞にて医療センターに入院した。退院してから同院に通院する時，行き来とも同じ道を通ると「何か悪いことが起きるのではないか」「また病気になるのではないか」と不安になるため，道路を変えて通院するようになった。また「梗塞」「塞栓」という言葉から，「～栓」とつくもの，特に路上の消火栓が気になるようになり，道路を通る時に消火栓の上を足で踏まないように注意し始めた。もしも消火栓を踏んでしまったら自分に悪いことが起きるのではないかと感じるため，常に路上に注意して歩くようになった。「4」「42」という数字は縁起が悪く感じるため，テレビで4チャンネルを見ないようにしたり，4階にある駐車場を避けて利用しないようになった。しかたなく「4」とつくものを利用した時には縁起のよい数字と感じる「3」「7」という数字を経由して行為を終わらせるようにした。例えば，4チャンネルを見てしまった後は7チャンネルに変えてからテレビを消したり，4行で終わる文章を書いた時には無理矢理文章を削って3行にしたりという具合にである。
　またちょっとしたことでも体調不良を感じると病院を受診することが増え，ほぼ毎月どこか身体科の病院を受診していた。
　33歳時に患者自ら強迫症状を主訴として精神科クリニックへの通院を開始した。クリニック主治医からは「確認強迫，縁起強迫，疾病恐怖などの強迫性障害にて治療を行い，ずいぶん強迫観念も行為も軽減し順調な経過」と評価されていたが，実際の生活は回避することで強迫行為を減らしているだけで強迫症状の改善は乏しかった。また薬物投与に関して心気的になりやすいためSSRI（Selective Serotonin Reuptake Inhibitor：選択的セロトニン再取り込み阻害薬）が充分量使えず，パロキセチン20mg／日程度の処方に落ちついていた。薬物治療効果も乏しく，心気傾向からなるべく薬物を用いたくない気持ちが患者には強かった。回避が可能な一定の生活を送る限りでは，大きな支障がないまま数年が経過したのだが，長年付き合っていたガールフレンドとの結婚話が浮上してきた。生活環境が変化することで，例えば「新居で4階に住ま

ければいけないのでは」など不安になり落ち込むことが増えてきた。そのため自ら調べ，行動療法を用いてきちんと治療したいという希望をクリニック主治医に伝え，当科紹介に至った。

【初診時現症】

大柄なスーツ姿のサラリーマン。ハキハキとしたしゃべり方で，自分の強迫観念（「何か病気になるのではないか，悪いことが起きるのではないか」）に関しても不合理感はしっかりもっているのだが，不安な時には我慢できずについ避けてしまうのだと話す。抑うつ感は訴えるが軽度であり，結婚を目前に強迫行為としての回避ができないという心配から二次的に生じていた。強迫症状以外はとても健康的な人だという印象である。

【治療経過】

1）治療導入期

セッション1：心気不安から発展した回避の目立つ強迫症状であり，不合理感も認められ，不安の介在した神経症機序としての強迫性障害（以下OCD）と評価した。曝露反応妨害法（以下ERP）の適応と考えられたため，『強迫性障害の治療ガイド』[1]（以下「治療ガイド」）を用いてOCDに関する心理教育を行った。面接場面で患者の強迫症状を具体的に取り上げて行動分析を行い，ERPの進め方を説明した（図1）。患者の場合，曝露後の強迫症状よりも，曝露自体が起きないように生活の中でたくみに回避する行動が目立っていた（図2）。そのことは，結婚話が浮上するまで不安状況をなんとか回避して生活してきた経過からもうかがえるものであった。

よって治療者としては，ERPを用いた治療に関しても回避的にならないように注意した。ひとつは治療が上手くいくことを早期に体験させ，治療への動機を高めることが必要と考えた。患者がホームワークとして日常的に取り組めて，かつ成功しそうなERPの課題を一緒に考えた。まずは消火栓の上をあえて踏んで，不安なままで過ごすという課題を設定した。もうひとつは，回避する傾向に勝る治療意欲を引き出し続ける介入が必要と考えた。患者自身の知的な理解は良好なので，回避する傾向が強いことを最初から患者に伝えて注意させておいた。その上で結婚のために積極的治療に取り組む患者の動機を強化するために，「彼女をずいぶん待たせたんだから男としてここは踏ん張らないとねえ」などと面接場面で繰り返し伝えた。あくまでも面接が深刻にならず，

第5章　入院施設のない医療機関における外来治療の工夫　107

先行刺激＝ 消火栓を踏む

強迫観念＝ 病気になるのではないか，なにか悪いことが起きるのではないかという考え

不安が高まる

強迫行為
よい数の回数だけ消火栓を踏み直す

強迫症状のサイクル

強迫行為をやめる

一時的に不安が下がる

図1　強迫症状の行動分析

消火栓を踏む → (回避) → 消火栓を踏まないように注意して歩く ⇄ ますます不安になりやすくなる

医療関係の情報を目にする → (回避) → テレビなどで医療関係の番組を見ないようにする ⇄

「4」とつく場所を利用する → (回避) → 4階にある場所や4番目の施設を使わない ⇄

病気になるのではないか，なにか悪いことが起きるのではないかという考え → 不安が上昇する ＝**強迫観念**

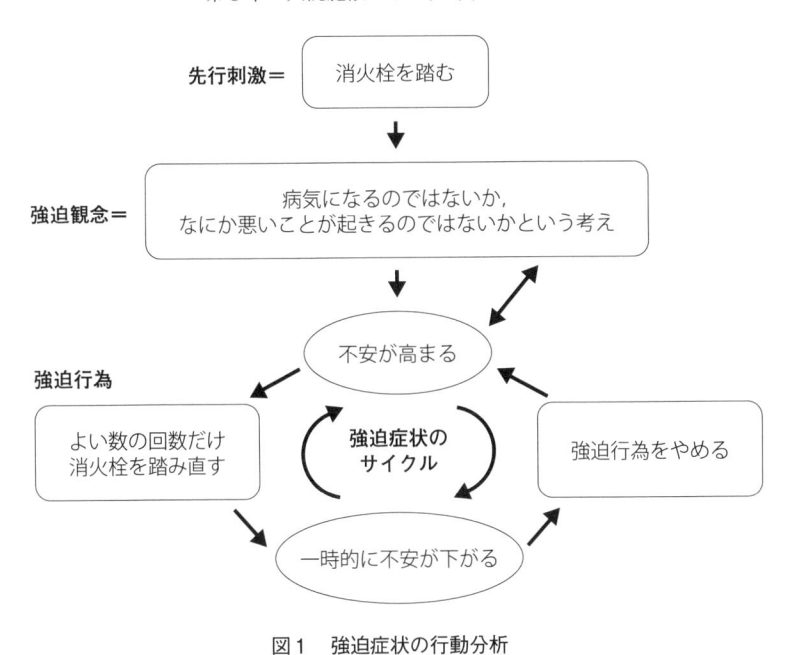

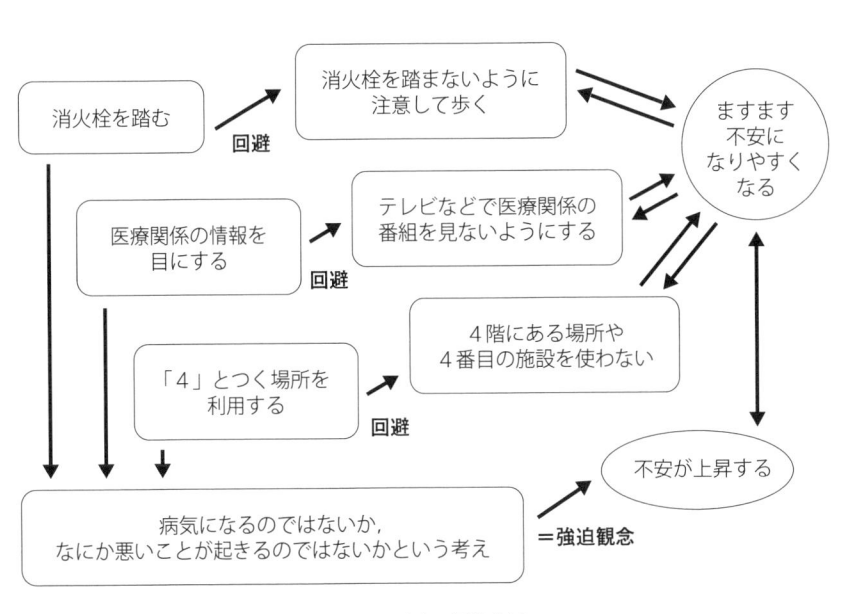

図2　回避の行動分析

笑いの浮かぶような軽やかな雰囲気を心がけ続けた。回避が目立つ人なので，ERPを行う上で自分からあえて曝露することの重要性も強調しておいた。

　セッション2：消火栓の課題をやってみると「けっこう平気だった」という評価で，かえってあえて踏もうとしているほうが何となく気にならなくなったと述べた。次に，鞄の中の持ち物を4個持ち歩くことは縁起が悪いので回避していることに関して，あえて品物を4個にして持ち運ぶ課題と，以前入院していた病院の前を通ってみる課題を出した。

　セッション3：実際に病院に向かってみると不安が強く，病院の前などまったく通れなかった。その代わりに患者が自分なりにできそうな課題（例えば4番目の洗面所をあえて使うなど）を考えて実行していた。これは患者自身が強迫症状について行動分析やERPの進め方に関する理解ができていることを示した。路上の消火栓を踏む課題も，はじめは「こんなことをしていいのかな（＝悪いことが起きないかな）」と思っていたのに，次第に思わなくなってきたと嬉しそうに報告した。それはERPによる治療効果が生じて，habituation（馴化）と呼ばれる段階的な不安軽減が生じていることだと説明し，患者が積極的に治療に取り組んだ結果であることを強調した。4個の品物を持ち運ぶ課題は，できる時とできない時があると報告し，体調が悪いと感じている時にはできず，体調がよい時にはできていた。心気不安を背景とした強迫観念であるため予想できたことだが，同じ治療課題であっても体調の自覚によって曝露時の不安が変動していた（図3）。よって体調が悪い時にあえてERPを行うという注意も必要であった。

　今まで実生活の中で回避していたため，先行刺激に惹起される不安の強度が実感できていなかった。少しずつ曝露を始めたことでようやく不安の強度が実感され始めたので，この時点でERPを段階的に進めるための不安階層表作りを行った（図4）。

　セッション4：作成した不安階層表をもとに治療を進め始めた。不安階層表上惹起される不安の強度はおおまかに4段階評価されており，最も弱い不安強度の課題はほぼできていた。しかしまだ無意識に回避してしまうことがあり，特に体調が悪い時につい回避してしまうと報告した。常に治療課題として意識して，体調が悪く感じた時ほど治療の好機であるため積極的に曝露反応妨害を行うように指示した。次に3段階目の不安強度である課題を選び，ERPを進

```
先行刺激
  ┌─────────┐      ┌──────────────────┐
  │ 消火栓を踏む │ ──→ │ 消火栓を踏まないようにする │
  └─────────┘ 回避 └──────────────────┘
        │
        │    この流れを    ┌──────────────┐
        │ ←──────────── │ 体調が悪いと感じる │
        │   起きやすくする   └──────────────┘
        ↓                      │ 心気不安
強迫観念                         ↓
  ┌──────────────────────────────┐
  │ 病気になるのではないか，         │
  │ なにか悪いことが起きるのではないかという考え │
  └──────────────────────────────┘
        │              ↑
        ↓              ↓
     ┌─────────┐
     │ 不安が高まる │
     └─────────┘
```

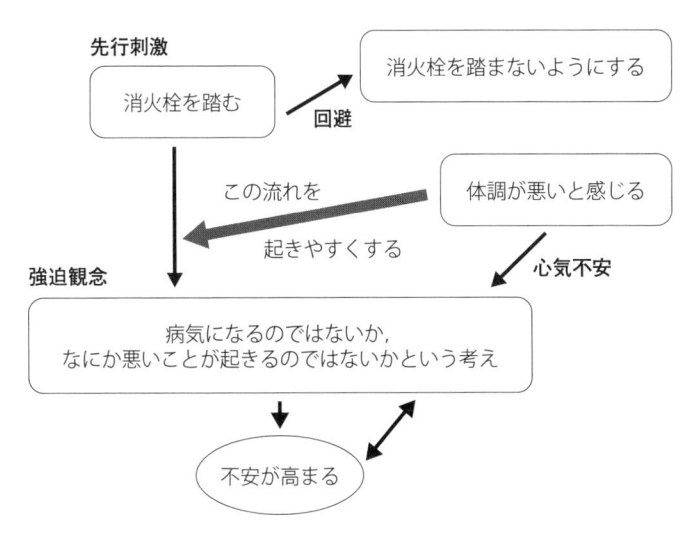

図3　体調による強迫症状の変動

めていった。

2）治療の停滞～治療進行期

その後実際に仕事が忙しく，2カ月近く通院が途切れた。

セッション5：これまでに行った治療効果は維持されていたが，新しい治療課題は忙しいことを言い訳に「ついつい先回ししている」と告白した。それも回避の一種であることを指摘して，「早く治療を進めて早く結婚しないと彼女に怒られるよ」といった話を挟むことで治療への動機を高めた。その上で4階の駐車場に車を停めること，4チャンネルのテレビを見ることなど治療課題とした。さらに体調不良の時も課題は行うことを強調した。

セッション6：決めた治療課題を毎日繰り返すと，2～3週目からは平気になってきたと治療の手応えを報告した。回避は強いが，曝露してみると「それはそれでしかたがない」とばかりに不安が下がっていくという印象であった。依然として医療センターとS病院（以前入院歴のある病院）については前を通ることすら回避していた。まずはより不安の低いS病院の前まで行ってみることを課題とした。内服は不規則になりがちで，薬効も不明であったため半分量に減薬した。

セッション7：減薬による変化はまったく認められず。S病院の前までは行

LEVEL	内容
1	不吉な数字の日にちに新しいことを始める
1	不吉な数字の場所に住む
1	不吉な数字の時間に新しいことをする
1	病気の人と接する
1	病気の話を聞く
1	病院の周りを回りこむ
1	病院に行く
1	葬儀に行く
2	南から出て北から入る
2	訃報を聞く
2	不吉な数字を触る
2	不吉な数字のものを持つ
2	不吉な数字の場所に泊まる
2	病院のそばを通る
2	4文字2文字の組み合わせを書く
2	4という数字を割り当てられる
2	4回でやめる
3	不吉な番号のテレビ局を見る
3	不吉な数字を見る
3	不吉な数字の場所に行く
3	葬儀場の前を通る
3	消火栓のうえを通る
3	北枕
3	上がる,上昇という言葉を使う,聞く
3	40KM制限のうえを通る
3	"C, S, G"という文字を見る,書く
4	行き帰り違う道を通る
4	4枚目を通る
4	4行の文章を書く
4	"し,が"という文字を見る,書く

図4 治療で実際に作成された不安階層表

けたが,その周囲を1周することは不安でできないし,1周したとしても不安でたまらず通った道を逆にたどる強迫行為をしてしまうだろうと述べた。4個の品物を持ち歩くことは意外に困難で,ずっと「身につける」ことに強い不安が惹起されるようであった。相談の結果,まずは診察室で筆者から目の前で「4」と書いた紙を渡し,お守りのように今後持ち歩いてもらうことにした。抵抗感を示すが「慣れていきそう」とのことで,平気になるまでずっと持ち歩くよう指示した。

セッション8:「4」と書いた紙を身につけることが平気になると,次には4個の品物を持ち歩くことも平気になってきた。不安階層表上で2段階目の不安強度レベルまではクリアーできるようになった。この時期にたまたま本当に身体不調で内科検査を受けることになった。その検査の結果が何ともなければ,S病院の周囲を1周する課題を行うことを約束した。

セッション9:検査上異常もなく,約束通りS病院の周囲を1周する課題を2回試したと報告した。2回目の方が不安はやや軽減し,habituationが生じていることを確認した上で,不安を感じなくなるまで繰り返し課題を行う指示をした。しかしどうも課題に取り組むこと自体を避ける傾向があり,何かと言い訳を作っている印象が強かった。そのことを改めて意識化させた上で,注意した(図2)。不安階層表に記入した曝露対象だけではなく「病気を連想させ

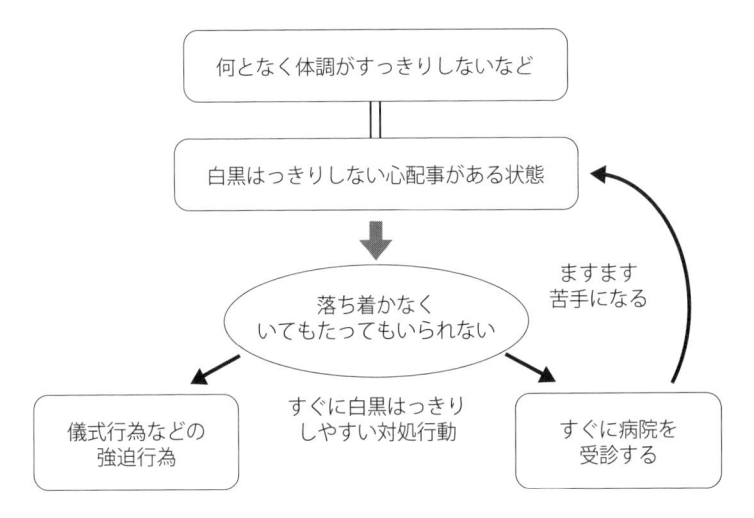

```
        ┌─────────────────────────┐
        │ 何となく体調がすっきりしないなど │
        └─────────────┬───────────┘
                      ‖
        ┌─────────────┴───────────┐         ┌──────────┐
        │ 白黒はっきりしない心配事がある状態 │◀────────│ ますます │
        └─────────────┬───────────┘         │ 苦手になる │
                      ▼                     └────▲─────┘
              ╭───────────────╮                   │
              │ 落ち着かなく      │                   │
              │ いてもたってもいられない │                   │
              ╰───┬─────┬─────╯                   │
        ┌────────┘     │    すぐに白黒はっきり      │
        ▼              │    しやすい対処行動       │
┌──────────────┐       │                     ┌────┴─────┐
│ 儀式行為などの │       │                      │ すぐに病院を │
│   強迫行為    │       │                      │   受診する  │
└──────────────┘       │                     └──────────┘
```

図5　強迫行為をとりやすい性格傾向の行動分析

る刺激」全般を回避する傾向（具体的には訃報番組を見ないとか，医療関係の情報を避けるなどの行為）が強いことを指摘し，むしろ治療の好機と考えて回避しないことを強調した。

3）治療の仕上げ〜再発予防の準備

セッション10：強迫症状が軽減してくると，患者の人となりがよく観察できるようになってきた。意外に雑な人であり，慌て者だという印象である。粗忽者でうっかり忘れることも多いのだが，いったん気になったことはすぐ解決しないと落ちつかずバタバタしてしまう傾向を示した。この性格傾向から，身体不調のような白黒はっきりしない対象への対処が苦手で，不安が生じた時の対処行動として強迫行為をとりやすいことが考えられた（図5）。

S病院を1周しても平気になってきたので，さらに不安が強い医療センターを同じく1周してみる課題とした。

セッション11：結婚式の日取りが来月に決まったことと，医療センターの近くまでは行けたが恐ろしくて1周はできなかったことを報告した。

セッション12：改めてS病院はまったく平気になっており，まずは医療センターは近づくことに慣れることから徐々に曝露を進めることとした。

セッション13：仕事の都合により処方のみの受診で，ERPの進行は停滞がちのため，治療を回避しない注意を繰り返した。

セッション14：風邪を引いたとマスク姿で来院するも、体調不良の時でも不安が生じにくくなったことを報告した。すでにクリアーできた課題は維持できているし、体調不良時に増悪するということもなかった。テレビの訃報番組などで不安が惹起されても強迫行為をせずにそのままやり過ごせるようになっていた。不安階層表上でまだクリアーできてない課題として、医療センターを1周するというものだけが残っていた。2度ほど周囲を1周してみたが、不安になってそのあと同じ道を逆回りする強迫行為をしてしまったと報告した。

セッション15：翌月に新居への転居が決まったが、以前のような病的不安は生じないと嬉しそうにしている。一般的な転居に関する心配だけであり、不安時の頓服をすることがなくなってきた。

セッション16：転居後に、新しく不安になることが生じても回避せず強迫行為をすることもなく対処できていると報告した。医療センターの治療課題は、回避であるとわかってはいるがもう少し待って欲しいと自分から述べた。

セッション17：生活は特に支障なく送れているが、医療センターの課題はまだ抵抗感あり、近くを通る程度でとどまっている。

セッション18：新しい強迫症状や回避は出現していない。患者自身でも言い訳とわかりつつ、花粉症などでなかなか医療センターに行けないと報告した。

セッション19：仕事が忙しく寝不足だったり、体調が悪いと医療センターの治療課題には取り組める自信がないと、なかなか最後の治療課題は進まない。患者自身でも回避であることは充分自覚しており、努力をしていた。

セッション20：ついに医療センターの周囲を1周できたと報告した。その日は不安になり動悸もして大丈夫かと感じたが、夜寝て起きたら平気になっていたと自信をつけていた。ここしばらく身体科の病院に気がかりで受診することがなくなっていると話した。

セッション21：その後何度か医療センターを1周したが、あまり不安にならなくなってきた。偶然であるが父親が病気で入院し、その病気について自分から積極的に調べることができたことを報告した。以前であれば病気に関する情報を目にすることが不安で、医療情報を検索することもできなかったので、父親の役に立てたことが嬉しいと言う。印象として全体に自信がついて落ちついてきた印象を受ける。

以前のクリニックでの治療を振り返り、通院服薬することで気分は軽くなり、

主治医もよい人で相談相手としてはよかったのだが，強迫症状自体の治療にはなっていなかったと話す。強迫症状を治療で取り上げはしたが，具体的ではなく，「我慢するか開き直るかよ」という指導は受けるものの治療の結果を明らかにすることもなかったため，生活上の変化や改善が生じないままであった。当科での行動療法を用いた治療後，明らかに強迫症状も生活適応も改善し，結婚後の新しい生活を無事送れたことが嬉しいと話している。

Ⅲ 本症例治療上の工夫に関する考察

　行動療法は問題を具体的に捉え，学習による変化を期待し，問題解決的な指向をもつ治療法である。そのため行動療法を用いた治療には，行動分析することで症状を把握する，治療の対象と目標を具体的にしながら治療を進める，治療の結果を明確にして共有できる，といった特徴があげられるかと思う。これら行動療法がもつ特徴に沿って，本症例で行った治療上の工夫を詳説してみたい。

1．行動分析することで症状を把握する

　行動分析というのは，人の活動を行動という単位で把握して，刺激－反応という連なりで整理していく行動療法での考え方である。行動療法において治療をする上での設計図作りのようなものであり，最も重要な過程だ。例えば本症例の強迫症状について，刺激－反応の連なりで整理した行動分析を見て欲しい（図1）。これは不安が介在して維持増悪している強迫症状のパターンにあてはまる。そのためERPを中心とした治療技法が選ばれたわけである。

　OCDの行動分析として，こういった図は成書の治療ガイドブックに掲載されている（p.22図2）。注意すべきは，患者の強迫症状をむりやり既成の行動分析の図にあてはめようとしないことである。例えば本症例の場合は曝露後の強迫行為よりも，曝露自体が生じないように回避していることが目立つ（図2）。そのためERPを用いる上でも，回避が生じにくいように，治療自体を回避させないように意識的な工夫を必要とした。なるべく治療初期に曝露時の不安が高すぎず，またhabituationがはっきり生じないほど低すぎもしない治療課題でERPを体験してもらい，成功体験となるように慎重を期した。行動分析か

ら回避の傾向がわかっていたことで、治療が進むにつれ多忙さを理由に治療から遠ざかりそうになる患者に、早めの注意が続けられたのである。

本症例の強迫観念は心気不安に属する内容で、「何か病気になるのではないか、悪いことが起きるのではないか」というものである。そこから想像可能であるが、例えば風邪気味でのどが痛いとか腹の調子が悪いとかいう状態だと、同じ先行刺激に曝露しても体調のよい時に比較して強迫観念や不安の上がり方は強くなりうる。そもそも回避の目立つ患者であるから、曝露が生じないように回避が増悪しそうである（図3）。実際に体調不良を理由にERPによる治療を延期しがちとなった。よってERPを行う上で、治療課題として同じ曝露対象でも体調のよい時から始め、慣れれば次に体調の悪い時にも課題をするという、いわば二段構えを意識しながら進めた。体調が悪く感じる時ほど「治療のチャンスだ」と考えて積極的に治療することを繰り返し強調している。

行動分析の対象は強迫症状だけにとどまらない。ある程度強迫症状の治療が進むと患者のもつ性格傾向から、ある特定の不安状況下において強迫行為という対処行動を選びやすいことがわかってきた（図5）。この行動分析をふまえて、強迫症状の軽快後も再燃防止の介入を続けた。身体不調などすぐには解決できない不安があることを学習してもらい、不安状況下で居心地は悪くてもそのままに時間経過を待つことしか解決方法はないこと、強迫行為では即座に解決したかに思えてもあとから不安増悪することを説明した。その時々でのライフイベントを通じて、すぐに白黒つかない不快な状態に患者が耐えられるようになることを目標にした介入を続けた。これは強迫症状の再発予防という点から必要な行動分析であり介入であると考える。

2．治療の対象と目標を具体的にしながら治療を進める

患者が困っている強迫症状について、実際の日常生活の中でこと細かく具体的に訊いている。実際の日常動作を取り上げて、強迫症状に関連した部分でどうした時、どう感じ、どう考え、どういう動作を行い、どうなっていったのかと聞いていく。あたかも患者の生活の中にカメラを持ち込んで、感情や思考など患者の頭の中を含めて録画していくようなつもりの訊き方である。その情報に基づき先述の行動分析はなされる。行動療法を用いることに治療者が慣れてなければ時間がかかる訊き方ではあるが、習熟すれば特徴的な強迫症状だけ詳

しく訊いてあとはホームワークに回すこともできるし，そこまで時間はかからない。しかし初期の時点では具体的に細かく症状を訊き行動分析しないことには治療ができないので，多少面接に時間がかかったとしてもそれはしかたないと思う。行動分析の結果から治療技法が選択され，本症例ではERPが選択されたが，結果によっては他の治療技法が選択されることもありうる。

　強迫症状を具体的に訊き行動分析するために「治療ガイド」を用いてもいいが，面接時間がないからと最初から患者任せにホームワーク化することは勧められない。同様に臨床心理士など他人任せにすることも避けた方がよいと思う。強迫症状について具体例をあげて細かく訊き行動分析することは，治療者自身が強迫症状を通じて患者を理解することであり，患者自身の不適切な考え方や特徴を知る機会でもあるからだ。強迫症状を具体的に訊き行動分析することで，神経症機序の強迫症状なのか，統合失調症圏内での強迫症状なのか，発達障害をもつ人の強迫症状なのかなどがわかってくるのであり，病歴や精神現症を訊くのと同じく重要な精神科面接の一部である。筆者はせめて最も代表的な強迫症状については患者と一緒に行動分析をしてみるようにしている（図1）。患者自身がわかっているつもりでも誤解していたり，わかっていなかったりすることは多いものである。本症例でも回避の傾向が強く，日常生活の中でほとんど無意識に近い回避を行っていることが行動分析する過程で気づかれた（図2）。

　OCDにおける治療の対象と目標とは，曝露時に生じた強迫観念と不安に対して，強迫症状以外で対処しコントロールできるようになることである。そのため具体的な曝露対象を選んで曝露を行い，強迫行為を行わずに時間経過とともに不安が軽減する体験を積んでもらう。体験の積み重ねで，曝露されても徐々に不安が生じなくなり強迫行為の必要性もなくなっていく。そこで用いられる手段がERPという治療技法である。ERPを行うにあたり，惹起されるSUD（主観的不安評価尺度）の順に曝露刺激を階層化して並べた不安階層表を作り，SUDの弱い順から曝露課題を行っていくのが一般的な手順となる。

　本症例のように回避が強くその期間が長いと，曝露時の不安が具体的に思い描きにくくなっていることが多い。最初はすべてが同等に不安と述べて順位がつけられなかったため，不安階層表が作成できなかった。実際に具体的な治療課題を何度か行うことでようやく曝露時の不安が体験され，不安階層表作成に

至った（図4）。よって本症例では治療セッションが数回進んでからようやく不安階層表を作成している。例えば4つの品物を持ち歩く課題のように，行ってみてはじめてSUDがかなり強い課題と気づくことも多かった。SUDを実感してもらうために面接室で「お試し」のERPを行うことも多く，これは治療者同伴という安心しやすい状況で，万一曝露後に不安が高まりすぎても対処できるという点で治療初期には特にお勧めである。

あとは治療経過にあるように不安階層表に沿って具体的な曝露対象を設定してERPを進めていく。治療課題の結果は，habituationと呼ばれる反応が生じているかどうかによって必ず検証をされる。曝露後に充分上昇した不安が時間経過とともに下降し，かつ同一の治療課題を繰り返すごとに曝露後の不安も上昇しなくなっていくことがhabituationである。habituationが生じていなければ，ERPがうまくいっていないと考えねばならない。もしかすると行動分析自体に見落としがある可能性もある。治療課題は，必ず治療結果を検証し患者にもフィードバックしながら進める。うまくいかなければなぜうまくいかないのかを一緒に考える。そうして不安階層表上最も強い不安強度の課題に曝露しても不安がコントロールできるようになるまで，ERPは繰り返される。本症例ではその最終課題が「医療センターの周囲を1周する」という内容であり，これがクリアーしてはじめて強迫症状の治療をほぼ終了したといえるのである。

3．治療の結果を明確にして共有できる

先述したように一般クリニックに準じた臨床環境であるために，治療セッションの前後でY-BOCS（Yale-Brown Obsessive-Compulsive Scale）を測定し，数値化した治療結果をモニタリングすることは難しい。しかし具体的に日常生活の中における強迫症状について把握し，生活障害の程度に関しても聞いているのであるから，治療が進むにつれどう変化したかお互いにわかる。ERPの治療課題を進めながら結果を検討すれば，それまでできなかった行動ができるようになることで日常生活がどう変化したか具体的にわかる。実際にとうてい不安が強くてできそうになかった結婚後の新生活や転居を無事に送れていることが，本症例では明らかな治療結果といえよう。

あなたはよくなっていると思うか，治っていると思うか，という質問を直接

することも多い。同居者がいれば患者以外にも同様の質問をすることがある。その結果「よくなっていない」という返答ならば，何がどうなればよくなっていると考えられるのか，そのためにはどうすればいいのかをお互いに具体的な治療対象や目標にできるように話し合っていくのである。行動療法を用いたOCDの治療はこのように進んでいくから，治療結果があいまいであったり治療者だけが治っていると思いこむことなどはありえない。

　何よりも患者自身の様子が自信に満ちて力強くなり，面接の頻度と時間が減少していくのがはっきりとわかるものである。

Ⅳ　まとめ

　一般クリニックと臨床環境は同じであっても，用いられる治療が支持的精神療法を中心とした一般的精神療法と行動療法という違いによって治療経過が異なった症例を提示した。行動療法を用いた治療ではごく一般的なことではあるのだが，行動分析することで症状を把握することと，治療の対象と目標を具体的にしながら治療を進めること，治療の結果を明確にして共有できることが，強迫性障害の治療上極めて有効であることがわかる。たとえ行動療法に習熟していなくとも強迫性障害の治療を行う際には，せめて症状を日常生活の中で具体的に把握しておくことが重要ではないかと考える。

参考文献

1) 飯倉康郎：強迫性障害の治療ガイド．二瓶社，1999．
2) 飯倉康郎編著：強迫性障害の行動療法．金剛出版，2005．
3) 山上敏子：方法としての行動療法．金剛出版，2007．
4) 山上敏子：行動療法2．岩崎学術出版社，1997．
5) 山上敏子：行動療法3．岩崎学術出版社，2003．

| 第 6 章 |

ハプニングの多い入院治療での工夫

飯倉康郎

I　はじめに

　強迫性障害（以下 OCD）に対する曝露反応妨害法（以下 ERP）の具体的な治療の進め方は，外来治療プログラムを用いて説明されていることが多い[1, 14]。そのプログラムでは，各セッションにおいて治療者が患者にどのような質問をするのか，疾患や治療法をどのように説明するのか，患者に何をどのように行ってもらうのか，どのような記録をつけてもらうのか，などが詳しく記載されている[2, 11, 12]。ERP の基本を知るためにはこうした治療プログラムが書かれた著書や文献を読むことが必要であろう。また，比較的生活の障害が少なく，治療目標が明確であり，治療への動機づけが高い患者であれば，こうした外来治療プログラムのマニュアル通りに ERP の治療が行えることも少なくない[3, 15, 16]。

　しかし，生活の障害が著しかったり，いろいろな複数の問題や疾患を併発していたり，確定診断が容易ではないケースなどでは，マニュアライズされた外来治療プログラムではうまくいかないことが多いと思われる[6, 7, 9, 13]。そのような場合の治療の選択肢のひとつとして入院治療がある。入院治療は，多くのスタッフが関わることや他患者との共同生活であることなど，外来治療の一対一の治療関係よりも複雑である。しばしば患者とスタッフや他患者との間にトラブルやハプニングが起こりやすい。これは入院治療のやっかいな部分であるが，同時にこうした問題には患者の疾患を治りにくくしている要因が含まれていることも少なくない[4, 10]。したがって，入院中に起こる出来事への対応を通して

急速に治療が展開することが十分にありうる。

　入院環境は治療機関によって大きく異なる。病棟の患者構成やハード面，治療者や看護スタッフの専門性，入院期間や病棟のルールなどの治療機関の制約，などは千差万別である。OCDの入院治療を行う際にはこれらの特徴をよくつかんでおくことが不可欠といえよう[5,8]。その中で，できること，できないこと，頑張ればできること，などを検討しながら，いろいろな状況に応じた目標設定，治療の方法，動機づけの方法などを柔軟に工夫することが重要と思われる。

　本章において，筆者は，OCDのハプニングの多い入院治療に関してその場その場で考える重要性についてわかりやすく説明したいと考えた。そこで，入院中にスタッフに怒りを爆発させたOCD患者のケースの起伏に富んだ治療経過を取り上げることにした。その治療過程の各段階で治療者が何を考えて，どのような対応を工夫したのか，そして患者がどのように変化したのかについて，できるだけ具体的に報告したい。なお，症例のプライバシーに関わる点は，論旨に支障のない範囲で内容を変更している。

II　症　　例

【患者】37歳　女性　会社員（工場）

【主訴】仕事でミスをして後で大変なことにならないか心配して確認する。人に危害を加えてないか常に気になって確認する

【家族状況】両親，本人の3人暮らし

【生活歴・現病歴】

　元来明るい性格で友人も多かった。小学校の頃より心配性の傾向があり，電気の確認などが多かったが生活に支障はきたしてなかった。高校卒業後，某企業に入社し，部品製造の仕事に従事した。仕事中に必ず2回確認していたが，かろうじて仕事に支障はきたすことはなく，15年以上勤務できていた。

　X－1年11月，意見の相違により父親と大喧嘩をしたことを契機に，「人が信じられなくなった」と思うようになった。さらに自分の行うことがちゃんとできているかに自信がなくなったと感じた。ちょうどその頃，仕事の内容が変わったことも影響して，「自分が何かミスをして会社に莫大な損害を与えるのではないか」という考えが強くなり，自宅に帰ってからも心配するようになっ

た。職場に戻ったり電話をする確認行為も頻回になり，不眠も出現した。最終的に休職し，いったんは仕事の心配が減って楽になったが，徐々に，人とすれ違う時に怪我をさせていないか，店でよだれを出していないか，通っている車に何か投げていないか，などが気になり，母親へ大丈夫かどうかの確認をすることが多くなった。不安が強いために外出を避けるようになり，引きこもった生活となったため，X年2月近医クリニックを経て，X年3月A病院初診となった。

【初診時現症】

年齢相応の身なり。自信なさそうな表情であるが，笑顔を見せることもできていた。診察室での人当たりは一見よさそうであったが，現在は友人が少なく年に数回連絡する程度と述べていた。抑うつ気分の訴えは強くなかった。思路には問題なく会話の流れもスムーズであった。人に危害を加えたかもしれないという強迫観念に関しては，「おそらくないと思うが，もしもあったらいけないので確認してしまう」と述べていた。また，常に母親がそばにいないと安心できないと述べていた。

【外来初診時面接】

患者は，「治療して早く職場復帰したい気持ちは一応あるが，職場の人間関係は嫌いで，職場に愛着はない」と述べていた。治療者は，患者に対し，診断は典型的な強迫性障害であり，ERPの適応であること，頑張れば必ず治るがそのためには"気になっても確認せずに放っておくこと"を頑張ることが大切であることを説明した。自宅で母親に確認しないですませることができるかと

〈その時考えたこと・1〉
モチベーションが高ければ外来でもERPが可能かもしれないが，母親がそばにいる環境で確認行為をせずにすませることは難しそう。自宅での治療はうまくいきそうにないが，入院治療になると，病棟スタッフはほとんどOCDの治療をしたことがないのが心配。患者がそのような入院環境を知った上でも入院の決断ができるのであれば入院治療を試みる価値はあるだろう。

聞くと，患者は「まったく自信がない」と答えた。
治療者は，「もし患者が入院するなら慢性患者の療養病棟しかないが，①OCDに詳しい治療スタッフがほとんどいない，②入院患者のほとんどが数十

年入院しているOCD以外の慢性患者であるなど,居心地のよい入院環境ではないであろう。しかし,母親と離れて入院することで"気になっても放っておいて確認せずにすませる"という治療は行いやすいであろう」と説明した。患者は入院を希望し1回目の任意入院となった。なお,患者は薬物療法への抵抗はなく,行動療法との併用を希望した。

1回目入院治療(40日間):まず,病棟内の生活で気になって確認したくなる状況についてのセルフモニタリングをつけてもらった。日時,気になった状況,その時どうしたか,気になっても放っておいて次の行動に移れたら○,というような記述のしかたをしてもらった。

患者は病棟では緊張ぎみに過ごした。同室者からの干渉はほとんど受けなかったが,入院の居心地はよくないと述べていた。病棟での確認行為は少なかった。外に出て人とすれ違う,店で買い物をする,ゴミを捨てる,などのERPの治療課題をまず治療者付き添いで行い,その後患者ひとりで行うようにとレベルアップしていった。患者はこれらの課題をすんなり達成することができた。3週間で外泊治療を開始し,外泊中,母親への確認も少なく,(積極的ではないが)外出や買い物もできた。3回の外泊治療がうまくいったため,早期の職場復帰を目指し,週1回の外来治療へと進めていった。入院期間は40日間であった。

なお,薬物はパロキセチンを主剤とし,30mgまで増量した。「薬物により不安が下がった感じがする」と患者は述べた。30mgで眠気の副作用があった

〈その時考えたこと・2〉
　ここまではスムーズに治療が進んだが,職場復帰したい気持ちが弱いことが気になる。一方自宅の生活における楽しみがほとんどないので早期に職場復帰しなければ不活発な生活に戻って,生活全般にわたって回避的になり強迫症状が悪化する可能性は高い。症状を軽減させた今の勢いでとりあえず職場に復帰して,職場で起こる症状に対して外来治療で介入するという方針でいくべきであろう。

ため,増量せずに退院時までその量を維持した。

退院後外来経過:退院後1カ月半で職場復帰を目指す方針とした。"ひとりで徒歩や車で外出する","買い物する","DVDを借りる",など少し責任がかかるようなERPの治療課題を出したが,自宅に帰ると消極的になり治療課題

はほとんどできなかった。それでも母親への確認は少しですんでいたため，予定通り職場復帰を進めようとした。しかし患者は，「怖くなって身体が動かなくなった」と訴え職場復帰は中止となった。2カ月延期としたが，復帰が近づくと再び不安が強くなり，再延期となった。その間強迫症状は急速に増悪し，「通っている車に針を投げたのではないか」「水銀をばらまいたのではないか」「病院で勝手に薬局に入って人の薬を入れ替えたのではないか」，など現実にはほとんどありえないような内容の強迫観念が出現した。また，母親に保証を求める確認行為もエスカレートしていった。治療者が，患者が心配している強迫観念について，「本当にそういう可能性があると思いますか？」と尋ねると，「ないとは思うんですけど自信がありません」と述べていた。このような外来治療

〈その時考えたこと・3〉
　毎回モチベーションを高めようと外来で面接しているが，患者は自宅に帰るとすぐに弱気になってしまう。このままでは好転する可能性は極めて低い。患者自身どうなりたいのかがはっきりしないので治療しにくい。モチベーションが低いから治療できないと言ってしまうのは簡単だがそれでいいのだろうか？　①このままの治療形態でモチベーションが高まるのを待つ，②強く入院を勧める，という選択肢があるだろう。ただ，OCDの入院に適しているとはいえない当院の入院環境で有意義な治療ができるであろうか？

での停滞状態が9カ月持続していた。

　患者は，「今の職場は嫌だがどこかで仕事はしないといけないと思う」と述べていた。それに対して治療者は，「別の職場に就職できるのならそれもよいが，今は無理と思う。何か大変なことをしたかもしれないと考えて確認してしまう強迫症状を克服しないと，どんな職場でも仕事はできないと思う。とりあえず今の職場に復帰して症状を克服して自信をつけて，他の職場を探すことが現実的と私は思う。母親に常に確認している自宅の環境では治療にならないと思う。もう1回入院治療をした方がよいと私は思う」と説明した。患者は，1カ月ほど考えて決心し，X＋1年2月2回目の入院となった。

　2回目入院後治療経過：母親と離れた環境で「針をばらまいていないか」「注射を勝手に動かしてないか」「人の薬を入れ替えてないか」「水銀をばらまいてないか」「よだれをつけてないか」などの強迫観念が気になっても放ってお

いて次の行動に移る"というERPを徹底してやりましょうと説明した。単独外出（バス，電車，徒歩）を頻回に行うことを勧めた。また，確認を看護師に求めたら，看護師に「そういう時はどうしますか？」と質問を返してもらうように取り決めた。さらに，ナースステーションに1分間入って確認せずにさっと出る治療（針などわざと気になる状況に曝露して確認せずにすませるERP）を患者が希望する時に看護師に自分で依頼するという方針とした。

はじめの10日間は，1回目と同様に大きな問題はなく病棟生活できていたが，今回の入院では，干渉的な高齢の統合失調症患者と同室となったため，徐々に不満が蓄積されていった。さらに，入院10日後に慢性の男性統合失調症患者からちょっかいを出されるエピソードが出現した。看護師はその患者の行為に対して謝ったが「対応が気に入らない。軽く考えられている。入院費払いませんよ。看護師は全然治療してくれないし」と述べた。不満は，入浴回数や古くからの病棟のしきたりや事務員の表情にもおよび，患者は怒りを爆発させた。治療者は，病院の対応の不備に対しては，丁寧に謝罪し，病院の対応を変える努力をする旨を伝えた。ただし，看護師が何もしてくれないとの訴えに対しては，「看護師が多く関わって安心させるような環境というのは，かえってあなたにとって治療的ではないと思う」と伝えた。患者は，「自分で頑張るしかないということですね。もう看護師には期待しないようにしました」と述べた。その後，いったんはなんとか怒りが治まるが，X＋1年4月中旬，「もうがま

〈その時考えたこと・4〉
　治療者への信頼関係は保たれているものの，ここまで病院への不信感が強いのであれば治療を続けていくのは困難かもしれない。一方，前回の入院と比べて生活全般にわたって強気な気分が続いており，そのような時は確認行為がほとんどみられていない。外泊や外出の時も母親への確認行為はない。治療の成果としては前回の入院よりもはるかに大きく，治療が中断してしまうのはもったいないが，転医はやむをえないかもしれない。

んできません」と最も激しくこれまでの不満を爆発させた。

　その後の入院治療経過：治療者は，患者に「そんなに病院が信用できないなら外来でもこの病院では治療は無理でしょう。嫌な気持ちで病院に来ても治療にならないのでスパっと病院を変えるのも選択肢のひとつです。もし変わりた

いのであれば，B 病院に同じ行動療法グループの治療者がいるので紹介します」と伝えた。患者は，しばらく考えた後，「すみません。やっぱりここで治療させて下さい」と述べた。治療者は，今のような強気な気持ちの時は強迫症状が少ないことを強調し，その強気を続けていけば必ず職場に復帰できると説明した。

その後はふっきれたように病棟スタッフへの不満を述べることが減少した。表情も明るくなった。その一方「〜したのではないか」という加害恐怖の訴えが少し増えてきたため，「気になっても放っておくのが治療。強気で」と強調した。以後，積極的に苦手な他科受診や歯科受診をひとりでする治療を行うことができて自信をつけた。母親への確認もまったくなくなり，職場復帰を目指して入院期間3カ月で退院となった。

退院後外来経過：退院1カ月後から職場に復帰することができた。はじめ半日勤務から開始して2週間でフルタイムに切り替えることができた。休まず出勤できており，仕事中はミスをしたかどうか気になっても放っておいて次の行動に移ることができた。はじめのうちは，週末気になって職場に大丈夫かどうか確認する電話を時々していた。また，「職場の人間関係は嫌いです。自分がミスをしたという濡れ衣をきせられた」という訴えをしていたため，治療者は，「電話をかけて確認したりするから，この人は自信がないと思われて損をしているんですよ」と説明した。以後，心配になっても職場に電話をかけずにすむようになった。日常生活では母親への確認行為はなく，運転や買い物，映画，買い物など生活を楽しめるようになった。

III 考　察

本症例は，概して ERP が奏功したケースといえるが，すんなりと治療が進んだわけではなく，その場の状況に応じて適宜治療目標や具体的な治療の進め方が検討されていることが特徴である。全体的な治療の流れの概略は図1のようになるが，ターニングポイントにおける評価（その時考えたこと1〜4）に基づいて対応を工夫し，またその結果を評価するという過程が繰り返された。その中でも重要なテーマである1．入院治療の選択と，2．患者の怒りに対する対応について以下考察する。

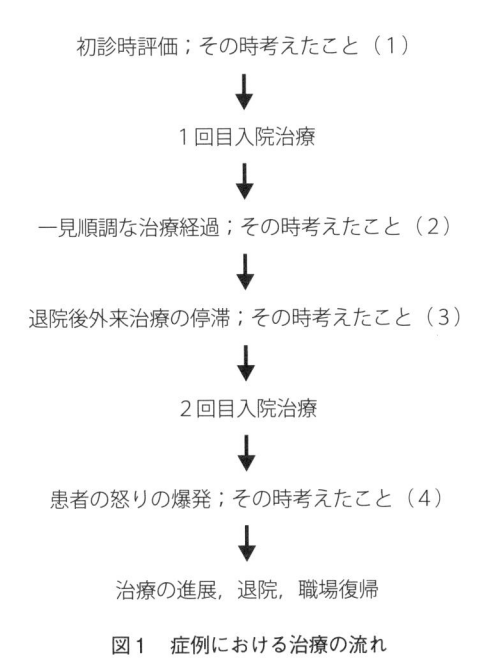

初診時評価；その時考えたこと（1）
↓
1回目入院治療
↓
一見順調な治療経過；その時考えたこと（2）
↓
退院後外来治療の停滞；その時考えたこと（3）
↓
2回目入院治療
↓
患者の怒りの爆発；その時考えたこと（4）
↓
治療の進展，退院，職場復帰

図1　症例における治療の流れ

1．入院治療の選択について

　多くの欧米の文献や著書では，強迫性障害のERPは外来で行われることが推奨されている[17,18]。確かに，患者が疾患や治療法に関して充分理解できて，積極的にERPに取り組めるのであれば，わざわざ環境を変えずにすむ外来治療の方が治療の効率がよい。また，患者が周囲に依存的にならずにすむなどのメリットも大きい。しかし，実際の臨床においては，そのような患者ばかりが受診してくるわけではない[19]。すなわち，外来で治療が可能であるかどうかということも検討する必要がある。本症例の患者は，少し不安になるとすぐに母親に保証を求める確認行為をしてしまうことが特徴であった。この患者に対して，自宅でのERPのホームワークを出した場合にできそうな感じはなく，また患者自身もまったく自信がないと述べていた。そのようなわけで，1回目の入院を勧めた際に患者の躊躇はほとんどなかった。1回目の入院をしてみると，患者は居心地の悪さを感じていたものの，特に大きな問題もなくスムーズに進み，40日間で退院となった。職場復帰へのモチベーションの低さが懸念されたが，治療者としては，とりあえず職場復帰した状態で外来通院できれ

ば，その時点で起こった具体的な問題に介入できるのではないかという見通しをもっていた。現実には職場復帰はかなわなかったが，仮に復帰できていたら別の治療の展開の可能性もあったのではないかと思っている。

その後外来で治療の停滞が続き，治療者は2回目の入院を強く勧めることとなった。患者は再入院の決意をするのに躊躇したが，その要因としては今の職場に復帰したくないという気持ちが強いことが考えられた。その際，①たとえ職場を変えても"何かしたかもしれないと考えてしまう"強迫観念の問題は避けては通れないこと，②治療のしやすさという観点からは今の職場で強迫症状を克服することの方が行いやすいこと，③とりあえず職場に早く戻れるためには母親と離れた環境（すなわち入院）でないと治療が進みにくいこと，など問題点を整理したことが入院治療へのモチベーションを高めるのに効果があったと思われる。

2．患者の怒りに対する対応について

強迫性障害患者の多くは自らのルールに縛られて生活しており，それらのほとんどは強迫症状に起因しているものである。また，「自分のルールに周りが従ってほしい」というような周囲をコントロールしたい気持ちが強い。冷静な時はこの考え方の傾向がかえって自分の生活を行いにくくしているというデメリットを理解できるが，少し不安になると自分の意に反することへの許容度が下がり周囲を攻撃しがちである。そのため強迫性障害の入院治療では病棟のルールや治療者，スタッフの態度などをめぐる衝突がしばしばある。その対応にはかなりエネルギーを要するが，うまくいくと患者が自らの生活をしづらくしている"強迫性"を崩すことができ，治療が加速することを筆者らはこれまで多く経験してきた。

本症例では，病棟の環境や慢性統合失調症患者から受けたちょっかいに対する看護師の対応などに関する不満の爆発というエピソードへの対応が焦点となった。患者の主張の多くは正論であり，治療者は看護師の対応の不備について謝った。しかし，「看護師が何もしてくれない」という不満に対しては，看護師が何でもしてくれて不安が起こらないような環境ではかえって患者の治療にならないという説明を返した。患者は「自分で頑張らないといけないということですね」と述べたが，これは周囲に依存することからの脱却を決意した言

葉といえる。実際に看護師をあてにしないという強気な態度をとり始めてから強迫症状はほとんど出現しなくなっていった。

一方看護師や病院に対する不満は再び高まって，もはや限界点までに達したため，入院を続けるかどうかの決断をせまらざるを得なくなった。本症例では患者自ら入院を継続することを選択し，その後ふっきれたように看護師との関係も穏やかなものへと改善された。後の経過をみると職場復帰後の対人関係に関しての許容度が高くなったこと（すなわち強迫性の軽減）はこうした入院中の体験による影響が大きかったと思われる。一方，患者が転医を選択した場合はどうであったであろうか。筆者は，「啖呵を切った以上は頑張らないといけない」というようなモチベーションが高まった可能性もあると考えている。また，仮に転医してうまくいかない場合でも，治療者同士が連携すればA病院での仕切り直しの治療再開も充分可能であったと考えている。このように，その場その場での状況や介入の結果を評価して適宜対応を考えるというスタンスが，ハプニングの多い入院環境の治療においては重要であると思われる。

Ⅳ　おわりに

本章で示したような治療の進め方はコストや病棟スタッフのマンパワーや労力を考えると決して効率がよいとはいえないであろう。しかし，効率を重視しすぎると，既製のプログラムにうまく乗るか，まったく治療導入できないか，ドロップアウトするか，というような成功か失敗かの二極分化になりかねない。いくらかでも患者の苦痛を軽減する方法を探すということを目指すためには，その場その場で適宜考えるという観点を重視すべきであると思われる。本症例の治療経過が参考になれば幸いである。

参考文献

1) Emmelkamp PMG：Anxiety Disorders — A Practitioner's Guide-. Wiley, 1992.
2) Foa EB：Therapist procedures for OCN study (Unpublished), 1993.
3) Foa EB, Liebowitz MR, Kozak MJ et al：Randomized, placebo-controlled trial of exposure and ritual prevention, clomipramine, and their combination in the treatment of obsessive-compulsive disorder. Am J Psychiatry, 162(1): 151-161, 2005.
4) 飯倉康郎：強迫性障害の行動療法の治療経過—強迫性の対応についての検討．精神療法，20(1): 45-51, 1994. In 精神科臨床における行動療法．pp.172-182，岩崎学術出版社，2010.

5) 飯倉康郎：強迫性障害の行動療法—症例と治療形式の工夫．こころの科学, 99, 2001. In 精神科臨床における行動療法．pp.199-210, 岩崎学術出版社, 2010.
6) 飯倉康郎：強迫性障害の行動療法—「不完全な曝露反応妨害法」への対応．精神療法, 28(5): 545-553, 2002. In 精神科臨床における行動療法．pp.183-198, 岩崎学術出版社, 2010.
7) 飯倉康郎：強迫症状の治療と認知 - 行動療法の活用．精神療法, 30(6): 613-622, 2004. In 精神科臨床における行動療法．pp.42-55, 岩崎学術出版社, 2010.
8) 飯倉康郎：強迫性障害の入院治療．In 飯倉康郎編著：強迫性障害の行動療法．pp.132-175, 金剛出版, 2005.
9) 飯倉康郎：行動療法を行っている治療機関における強迫性障害の"治療終結"について．精神科治療学, 24(12): 1467-1474, 2009. In 精神科臨床における行動療法．pp.79-90, 岩崎学術出版社, 2010.
10) 飯倉康郎：精神科臨床における行動療法—強迫性障害とその関連領域．岩崎学術出版社, 2010.
11) Kozak MJ, Foa EB：Mastery of Obsessive-Compulsive Disorder — Therapist Guide. The Psychological Corporation, New York, 1997.
12) March JS：OCD in Children and Adolescents; A Cognitive-Behavioral Treatment Manual. Guilford, New York, 1998.
13) Megans J, Vandereycken W：Hospitalization of obsessive-compulsive patients: the "forgotten" factor in the behavior therapy literature. Comprehensive Psychiatry, 30(2): 161-169, 1988.
14) 中尾智博, 中谷江利子：強迫性障害の外来治療．In 飯倉康郎編著：強迫性障害の行動療法．pp.85-131, 金剛出版, 2005.
15) Nakatani E, Nakagawa A, Nakao T et al：A randomized controlled trial of Japanese patients with obsessive-compulsive disorder-effectiveness of behavior therapy and fluvoxamine. Psychotherapy and Psychosomatics, 74(5): 269-276, 2005.
16) Steketee G：Obsessive-compulsive disorder. In Bellack AS, Hersen M, Kazdin AE (ed.) International Handbook of Behavior Modification and Therap, 2nd edition. Plenum, New York, 1990.
17) The Expert Consensus for Obsessive-Compulsive Disorder：Treatment of obsessive-compulsive disorder. J Clin Psychiatry, 58 suppl.4: 2-72, 1997.
18) Van den Hout M, Emmelkamp P, Kraaykamp H, Griez E：Behavioral treatment of obsessive-compulsives; inpatient vs outpatient. Behav Res Ther, 26(4): 331-2, 1988.
19) 山本理真子, 飯倉康郎, 宮川明美：強迫症状を主訴として入院した患者の入院理由と治療内容および治療効果とその後の受療状況に関する調査．精神医学, 48(4): 391-398, 2006.

| 第III部 |

強迫性障害辺縁群に対する行動療法の工夫

| 第7章 |

強迫性障害と広汎性発達障害

中川彰子

I　はじめに

　この数年，"発達障害"という見地から成人の精神科疾患，特に難治な症例が捉え直されている。中でも強迫性障害（以下 OCD）は儀式行為などの類似する症状を呈することで発達障害との関係が注目されている。筆者も過去に経験した難治な治療抵抗性の OCD のうち，この発達障害が基盤にあったのではという見方でみると腑に落ちるものがかなりある。その場合この見方に立てば，治療の組み立てや進め方も違ったであろうし，結果ももう少しよいものになったのではと考える。筆者のところに紹介されてくる OCD の患者に重症のものが多いことと関係するのかもしれないが，成人に至って強迫症状を主訴として受診する患者のうちのかなりの割合で，発達の問題を考えて治療する必要があると感じている。これらのことより，初診からなるべく早い段階でこの問題の存在を疑い治療に活かすことは，患者の予後を考える上で重要である。
　本章では，まず，発達障害と OCD の関連性についてのこれまでの研究を振り返り，典型的と思われる症例を呈示し，考察を加えたい。

II　強迫性障害と発達障害の関連をめぐる問題

　慢性化しやすく難治な疾患である OCD に対して，現在では SRI（Serotonine Reuptake Inhibitor：セロトニン再取り込み阻害薬）による薬物療法と認知行動療法が有効性の実証された治療法として推奨されている。治療法の進歩に

伴って，疾患の病態生理の解明の研究も盛んになり，他の不安障害に比し，OCDでは脳機能画像研究や遺伝子研究をはじめ，より多くのさまざまな生物学的研究が行われてきている。しかしながら治療効果という面からみると，薬物療法は患者の40〜50％にしか有効でないといわれ，認知行動療法では有効性は実証されているものの，この治療法の先進国においてさえ，専門家の数が需要を大きく下回っており，治療抵抗性の患者についての研究が基礎，臨床の両面から進んできていた。そこへ高機能広汎性発達障害が成人の精神医学の中で見直され始めたのである。

　これまでも，自閉症のこだわりや繰り返し行動とOCDの強迫行為との類似には気づかれていたが，自閉症のそれは自我親和的であり，本人は苦痛を訴えたり治療を求めたりしないものとみなされていた。現在では高機能者の中には，自我異和的な強迫症状を訴え，自ら治療を求めて医療機関を受診するものが少なからずいることが明らかになってきている。しかし，成人を専門とする精神科医には，症状に対する洞察の点から，またはそれ以前に発達の問題の存在を疑うことなく，OCDと診断し，難治である場合はそれをパーソナリティ障害や精神病的な優格観念，あるいは重篤な抑うつのせいにしていた。このような状況の中，成人の精神科医がOCD，特に難治な症例に発達障害が多く含まれていることに気づくべきだと警鐘を鳴らす研究が蓄積されてきている。

　例えばCathら[5]は，ASD（Autistism Spectrum Disorder）でOCDを合併するものでも純粋なOCDでも，繰り返し行動に関する洞察や不合理感の程度に差がなかったと報告し，ASDはOCDや社会不安障害に合併するものとして捉えるのではなく，それより広い範囲の症状にまたがって存在するものと捉えるほうが適切であろうとしている。Bejerot[2]は，小児と成人の両方のOCDの臨床に携わってきた経験から，OCDの患者が他の不安障害の患者よりも他人との感情的な距離が遠いという印象をもっていたが，アスペルガー症候群の臨床に触れるようになって，OCD患者のかなりの人がASDの症状を示すことに気づいたという。さらに，ASDとOCDの関連性のレビューを行い，OCDの下位分類のひとつの基準として，"autistic dimension"を提案し，OCD患者はほとんど正常なものから重度の自閉性人格をもつものまでがあり，実務的にはより正常なものとはっきりとした自閉傾向をもつものに二分されうるとしている[3]。このような分類基準を導入する理由として，自閉傾向をもつOCD患

者には社会的機能を獲得する特別な援助が必要であるのに，パーソナリティ障害だと誤診されたままになっており，早くそれを見極める必要性を主張している。

　このような考え方を支持するものとしてこのレビューに取り上げられているエビデンスの一部を以下に紹介する。まず，遺伝子研究で Ozaki ら[12]は治療抵抗性の OCD とアスペルガー／自閉症とのリンクが遺伝子的に説明可能だとしている。また，家族研究では Houander[8]らは，自閉性障害の診断スケールである Autims Diagnostic Interview（ADI-R）で繰り返し行動やステレオタイプの行動パターンに高い得点を示す ASD は，低い人に比べてその親が強迫傾向を示す割合が高い，興味の限局や強迫的儀式行為の高い得点を示す人の親戚はそうでない人の9倍も OCD と診断される人が多いという報告をした。一方，自閉症の他の典型的な症状である常同的で繰り返される身体の一部の運動行動，対象の一部へのこだわりや異常な感覚への興味のスコアが高い ASD の親では OCD と関連はみられなかった。このような点からも自閉症にも異種性があって，繰り返し行動や興味の限局は OCD と関連していると思われる。

　治療の点から見ると，薬剤抵抗性の OCD では統合失調型のパーソナリティ障害のスコアが高く，知覚の異常は薬剤抵抗性を予測するという報告がある[11]。これらのことからも薬剤抵抗性の OCD と ASD との類似性，関連性がうかがわれる。過剰な知覚をフィルターするドーパミン系の薬剤を用いることは ASD では有用であり，ASD で問題となる儀式行為と薬剤抵抗性の OCD の治療にはクロミプラミンと risperidone の併用される。筆者も最近このような患者に SSRI（選択的セロトニン再取り込み阻害薬）と SGA（Second-generation Antipsychotic：第二世代抗精神病薬）の併用で著効をみたものをかなりの数経験している。

　神経学的ソフトサインと不器用さは OCD と ASD に共通している。複雑な協調運動は OCD と ASD ともに障害されている。知覚の異常という点では，OCD で観念でなく，感覚が強迫行為を起こすことがある。ねばねばしたものが指についた感覚などを嫌がり強迫的洗浄行為を行うものが多い。行為を終了できる感じとして患者がしばしば口にする，すっきりする感覚である just-right feeling という感覚は重症の OCD ではみられる。これと神経衰弱症状は子どもの OCD の重症度と関係があるという報告がある[9]。ASD でもねばねば

したものを嫌がるなどの感覚過敏はよくみられるし just-right feeling もよくみられる。情報を選択することの能力異常と合わせてASDとOCDではこれらが，苦痛，不快，強迫行為と回避をもたらす。遂行機能異常はOCDとASDでともにみられ，神経心理テスト上で障害が報告されている[10]。

　パーソナリティの点からは，OCDではパーソナリティ障害が33～87％にみられるといわれており[4]，回避性，依存性，強迫性のパーソナリティ障害が最も多いという報告と，統合失調型パーソナリティ障害が最も多いという報告もあり，これを含むクラスターAのパーソナリティ障害が多いことは他の不安障害ではみられないことである。また，Westen と Shedler [14] の記載している統合失調型パーソナリティ障害は，そのまま自閉傾向についての記述として読めるものである。ASDの半数以上が自己記述式の質問紙で回避性，強迫性，妄想性のパーソナリティ障害の基準を満たしたという報告もある。このようにOCDのうち自閉傾向の強い人は以上のような妄想様の症状をもつ寄妙なパーソナリティ，統合失調症気質，統合失調型，回避，強迫性のパーソナリティ傾向をもつといえる。

　症状では，hoarding（溜め込み）はOCDの強迫行為のひとつで，治療抵抗性で統合失調型，あるいは奇妙な性格の人にみられるとされているが[7]，溜め込みのない人に比べて発症年齢が早く，対称性に関する強迫観念，数をかぞえる強迫行為，物の位置に関する強迫行為，病的な身づくろい行動がより多くみられ，また一親等の親族により多くの溜め込みとチックがみられる。溜め込みはASDでもよくみられ，自我親和的である。

　このような報告に触れ，また，これまでの臨床の経験を振り返ると，Bejerotの提案する"autistic dimension"の観点からOCDをみることは臨床的に適切でかつ有用であると思われる。それは，治療指針に関わるものだからである。現在筆者らは，広汎性発達障害を伴うOCDの症状の特徴について検討する臨床研究を行っている。ここで，最近経験した症例を紹介したい。今回の報告については個人が特定できないように配慮するという条件で本人の了承を得ている。

Ⅲ 症　例

【症例】40代男性　会社員

　元来まじめで几帳面。大学生になり一人暮らしを始めた頃より，鍵，ガスの元栓，電気のスイッチなどが気になり始めた。大学卒業後大手保険会社に勤務していた。妻と小学生の子どもの3人暮らし。X－1年4月頃より仕事上の確認強迫が増悪し，時間外勤務が長時間になったため，産業医から業務軽減を指示されたが本人が同意せず精神科クリニックを紹介された。仕事上の確認のため残業時間は減らず抑うつ状態となり，本社から派遣された産業医に説得され，X年12月より休職した。仕事を離れても家庭内での確認が激しくなり，日常生活に支障をきたすようになり，受診した精神科クリニックから行動療法を勧められ，同月に当科を初診した。

【初診時所見】

　憔悴しきった表情の中年のサラリーマン。治療意欲はみせ，症状を"仕事上"と"日常生活上"に分けてまとめて印刷してきている。どちらも確認強迫が主体であるが，仕事上では仕事相手が意図的に何か隠しているのではないか，自分が適切な表現をしたかと考え，何度も相手に電話して細かいことを確認する，確認しないと冷や汗が出る，他のことが手につかない，仕事のことで上司からの了解をすべて受けていないと「後からはしごをはずされるのではないか」「後ろから撃たれるのではないか」と不安になる，と記述。日常生活上では落とし物，鍵などの確認，何か重要な情報を他人にみられるのではないか，何でもメモしないと気がすまない，などが主なものであるが，"仕事上，日常生活共通"として常に何か恐ろしいことが起こるのではないかという考えにとらわれ，気分が重い，頭がすぐに疲れる，心が開放されない，自分で自分を責めている，荒唐無稽であるとわかっていても自分で自分が止められない，などを書いている。OCDと二次的な抑うつ状態と思われたが，結果的に何を恐れているかという点で他人に対する被害的な内容が目立つのが気になった。

【治療経過】

　前医では効果への疑問と職場に薬物を使用していると報告するのに抵抗があり，薬物療法に消極的であったというが，薬物の効果と副作用を説明し，行

動療法を有効に進めるためにも必要と話したところ同意が得られたので，フルボキサミン25mgから開始して漸増するとともに，『強迫性障害の治療ガイド』を購入してもらい，疾患と治療法についての理解から始め，症状の行動分析，曝露反応妨害法の課題の設定などを行った。3週間後には「細かいことは気になるが薬物服用によりやや気分がよくなった」と報告した。患者は知的能力が高く，治療意欲も高いため，すぐに治療の原理を呑み込み，自ら工夫をして治療を進めたため，家庭での生活に伴う確認はかなりの改善をみせた。一方で仕事上では上司が転勤により代わってから確認がひどくなったこと，全国の同期入社の中で自分だけが課長になれず，本当はなりたかった国家資格をとるために大学院に入って勉強をしようとしたが，それを会社が理解してくれずに退学するか休職するか悩んでいることなどの背景を語った。人から何かされるのではという思いは会社に入ってからずっとあったように思う。意図せず人から嫌われるように思うという。

【広汎性発達障害についての評価】

前述した臨床研究への参加の同意のもと，母親から以下の情報を得た。初語が2歳で少し心配したが，その後の検診で心身の発達異常を指摘されたことはなかった。小学校低学年の時に担任から「一人遊びが多い」「友達と遊んでいるのを見てもまったく楽しそうでない」と指摘された。バスから見える標識を覚えることが好きで，大声で繰り返していた。絵本の読み聞かせの際，台詞が一文字でも違うと言い直させる，いつも手順にこだわる。友達から遊びに誘われた時に「僕は本を読んでいるからみんな静かにしてくれ」と言い，空気を読めない発言が多かった。妻と結婚した理由を聞いたら，「言葉の裏を考えるのが苦手だから，はっきり物事をいう人がよかった」と答えた。父親は人付き合いがほとんどなく，自分のやりたいことしかしない性格で母親からみて患者にそっくりだという。

AQ（Autism-Spectrum Quotient）：34点

PARS（Pervasive Developmental Disorders Autism Society Japan Rating Scale）（広汎性発達障害日本自閉症協会評価尺度）：幼少期18点（9点以上でPDDの確率90％以上）

WAIS-III：FIQ118，ⅥQ129，PIQ99（下位項目のばらつきあり）

PDQ-R（Personality Disorder Questionnaire-Revised）

Schizotypal/Paranoid/Avoidant/Obsessive-Compulsive/Borderline で基準値以上。

【その後の経過】

　母親や本人からの情報，検査成績などから，アスペルガー障害と診断された。さらに面接の中で，業務上責任ある仕事が増えていく中で，仕事相手の言葉の微妙なニュアンスが理解できず失敗したことが何度かあり，その後は上司に逐一報告して確認してもらっていたが，新しい上司になって確認をすることを非難されるようになり，強迫症状が増悪したことが明らかになった。上司が自分が責任をとりたくなくて自分にそれを押しつける，「後ろからはしごをはずされる」「後ろから撃たれる」という感じが強まり，人に対する不信感も消えなくなり，仕事上ばかりでなく，例えば自分の情報やカードなどを悪用されるのではないか，などと考え日常生活上も確認が増悪した。それと同じ頃からいったん入学していた大学院の退学手続きの期限が来ていたことで悩み，このまま復職するか，それとも大学院での勉強を始めるかで悩んでおり，強迫症状の改善も頭打ちになっていた。

　そこで，本人に発達の問題がありそうなことを伝え，夢中になれる勉強をすることはOCDの治療にもよい影響を与えることなどを話したところ，本人も自分が感じていたことがわかってよかったと言い，家族と話しあって大学院に入学し，国家資格合格を目指して勉強を始めることを決めた。その後は，表情も明るくなり，積極的に勉強するようになり，また，治療意欲も上がって強迫症状もさらなる改善をみせ，症状による生活障害はほとんどなくなっている。

　これまでのことを振り返り，「就職してからすぐに顧客と上司を自分の言動で怒らせてしまうことがたびたびあって，自分に合っていない仕事と思った」，「昇進が無理とわかってからは，妻と子どものためだけを考えて，毎日真っ暗なトンネルの中のようだった。いじめもあり，間違わないようにと強迫症状が出てきた。もう限界だなと思った」，「この病院に来て治る希望がもてた。行動療法で症状が徐々に改善するのも実感できたし，何より発達障害について説明を受けて自分の今までの苦労がすっきりと理解できた。今は勉強が楽しい」，「人生の岐路だったと思うし，今から人生があるという気がする」，「不安もあるけど今までのように頑張っても報われない辛さはない」などと語った。患者は，仕事は自分の適性に合うもののほうがよいのではと考え始めている。

IV 考　察

　成人の難治な OCD の治療を行っている臨床の現場は，広汎性発達障害の概念の浸透により新たな局面を迎えている。成人になって強迫症状を訴えて精神科を受診する患者は，出生以来これまでに発達の異常や知能の異常を指摘されたこともなく，幼小児期はなんとかやってきていたが，年齢相応の対人交流ができないことで社会生活上の適応が困難になり，その頃に強迫症状が出現していることが多い。杉山[13]は広汎性発達障害の小児，児童ではOCDはむしろ減少していると述べている。また，ASDでOCDを合併する割合は，小児期0％，思春期に少し発症，大人になって30～40代では40％ぐらいであるというプロスペクティブな研究の結果が Bejerot のレビューで紹介されている。新人の時代には指示で動いていればよいが，中年になると次第に自分が指示を出したり，言外の意を汲んだり，行間を読んだりする能力が要求されるようになる年代であるということで適応不全感が高まる年齢と思われる。前述した症例はまさにそのような危機的状況でカバーしてくれない上司に交代したことで破綻をきたした。発達の問題がクローズアップされる以前から，"OCD の患者には対人関係に問題のある人が多く，強迫症状に没頭することは苦手な対人関係に悩まないですむという意味があるのではないか，しかし，強迫症状が自律的に増悪するので，日常生活が著しく障害されてしまうためその治療はしなければならない。治療で症状がよくなっても対人関係の問題がある人も多く，その場合はそれを治療に取り上げるとよい"ということになっていた。今思うと，このような人の多くに発達の問題があったと考えられる。

　OCD の背景に広汎性発達障害ある場合は難治であることが多いが，OCD 自体が，他の不安障害と比べて生物学的な基盤が異なっており，認知機能に問題があるという報告が多い。その問題が，すべて広汎性発達障害と重なるかどうかは不明であるが，少なくとも Bejerot が主張するようなOCDの分類の切り口，つまり発達障害と診断される人から，その要素がほとんどない人までの連続体と想定することはこれまでの臨床の経験上適切であり，治療上必要であると思われる。

　筆者らに紹介される患者が難治であるということに影響を受けているのか

もしれないが，OCDの患者には広汎性発達障害度が高い人が多いように思う。このことは，これまで筆者らが行ってきた研究で神経心理機能や知能検査でのバランスの悪さなどに表れているが，OCDに認知行動療法が有効であることからも了解できる。認知行動療法では，問題を外在化させ，症状の行動分析を行い，治療者と共同で課題を設定し，予定を立てて治療を進めるというように構造化されており，また，症状の成り立ちや機序を図式化したり，課題の内容に数値化，記号化を取り入れ，遂行状況を表に記録してもらうなど随所で視覚化されているが，これらは抽象的でなく具体的であり，発達の問題のある患者に欠けている想像力，遂行機能を補っていると思われる。紹介した症例も「治療ガイド」の図に実感を伴った理解を示し，詳細な課題遂行の表を自ら作成し，毎回持参して治療を進めた。また，何よりも認知行動療法では患者と環境との関係を重要視して，どのような状況の時に症状が出やすいか，という捉え方をし，なるべく患者が症状で生活しなくてもよい環境を用意する。これは，発達の問題がある場合は特に重要である。現在，認知行動療法を発達障害に適応する際の工夫や留意点などについての報告がされ始めている[1]。

前述したように，発達の問題のあるOCDでは，治療が奏功して強迫症状が改善すると，発達の問題が目立ってくるようになることがしばしばみられる。もし，強迫症状の内容から，その基盤にある発達障害が疑われ，発達歴などの評価により診断がなされ，その患者に合わせた環境を整えながら強迫症状の治療を行うことができれば，治療予後はよりよいものになると思われる。前にも述べたが，現在，筆者らは発達障害が基盤にあるOCDの症状の特徴についての臨床研究を始めている。まだ少人数ではあるが，強迫症状が結果として何を恐れて行われているのか，を詳しく聞いてみることは，発達の問題を疑う時に役立つようである。OCDの患者の診察を始めるにあたり，本人の主訴としている症状を取り上げる中で，発達の問題に目配りをする際の指標のようなものをデータを集積して呈示できればと考えている。

参考文献

1) Anderson S, Morris J : Cognitive behaviour therapy for people with asperger syndrome. Behav Cogn Psychoth, 34: 293-303, 2006.
2) Bejerot S : An autistic dimension—A proposed subtype of obsessive-compulsive disorder. Autism, 11: 101-110, 2007.

3) Bejerot S：Autism spectrum disorders, autistic traits and personality disorders in obsessive-compulsive disorder. In Gross-Isseroff R, Weizman A (Eds): Obsessive-Compulsive Disorder and Comorbidity. pp.59-102, Nova Science Puvlishers, 2006.
4) Bejerot S, Ekselius L, von Knorring L et al：Comorbidity between obsessive-cmpulsive disorder (OCD) and personality disorders. Acta Psychiatr Scand, 97: 398-402, 1998.
5) Cath DC, Ran N, Smit JH et al：Symptom overlap between autism spectrum disorder, generalized social anxiety disorder and obsessive-compulsive disorder in adults: a preliminary case-controlled study. Psychother Psychosom, 41: 101-110, 2008.
6) Frost RO, Steketee G, Williams LE et al：Mood, personality disorder symptoms and disability in obsessive-compulsive hoarders: a comparison with clinical and nonclinical controls. Behav Res Ther, 38: 1071-1081, 2000.
7) Head D, Bolton D, Hymas N：Deficit in cognitive shiftig ability patients with obsessive-compulsive disorder. Biol Psychiatry, 25: 929-937, 1989.
8) Hollander E, King A, Delaney K et al：Obsessive-compulsive behaviors in parents of multiplex autism families. Psychiat Res, 117: 11-16, 2003.
9) Leckman JF, Grice DE, Barr LC et al：Tic-related vs. non-tic-related obsessive-compulsive disorder. Anxiety, 1: 208-215, 1994-1995.
10) Lucey JV, Burness CE, Costa DC et al：Wisconsin Card Sorting Task (WCST) errors and cerebral blood flow in obsessive-compulsive disorder. J Clin Exp Nedropsychol, 25: 842-851, 2003.
11) Moritz S, Fricke S, Jacobsen D et al：Positive schizotypal symptoms predict treatment outcome in obsessive-compulsive disorder. Behav Res Ther, 42: 217-227, 2004.
12) Ozaki N, Goldman D, Kaye WH et al：Serotoin transporter missense mutation associated with a complex neuropsychiatric phenotype. Mol Psychiatry, 32: 1107-1122, 1991.
13) 杉山登志郎：子どもの強迫総論．OCD研究会編：強迫性障害の研究（7），pp.109-119, 星和書店，2006.
14) Wtsten D, Shedler J：Revising and assessing axis II, Part II: Toward an empirically based and clinically useful classification of personality disorders. Am J Psychiatry, 156: 273-285, 1999.

| 第8章 |

強迫症状を伴う児童思春期の
短期治療成功例

飯倉康郎

I　はじめに

　何回も手を洗ったり，不潔を気にしたり，繰り返し確認をしたり，などの強迫症状は児童思春期によくみられる症状（あるいは現象）である[6]。これらは学校や家庭でストレスの多い状況におかれている時に出現することが多く，必ずしも治療の対象になるわけではない。ほんの一時期のみ出現して消失するケースもあれば，長い期間にわたって持続したり増悪したりしているケースもある。
　患者や家族が精神科病院を受診しようと決断するのは，強迫症状によって著しく家庭生活や学校生活に支障をきたした場合である。児童思春期の場合，成人よりも強迫症状の不合理性の自覚が乏しいケースが多いことが特徴といえる[4]。それらのケースの中には発達障害圏，統合失調症圏，強迫性緩慢など，難治といわれている疾患が含まれており，診断は容易ではない。最終的に曝露反応妨害法の治療効果が期待できるような強迫性障害と診断されたケースでも，治療の初期では患者本人がはっきり困っていると述べることができないことが多くみられる。この場合，強迫症状に関する不合理性の自覚が欠如していると判断されがちである。しかし，具体的に患者本人の考えていることや行っていることを聴取して行動分析していくと，患者本人も困っていることを自覚できるようになり，治療したいという気持ちになることも少なくない。すなわち，児童思春期の強迫症状の治療は，いかにして本人を治療に主体的にしていくかということが鍵といっても過言はないであろう。強迫症状を伴う児童思春期のケースの中には，治療に多大な労力を要するものが実際にあるのは確かである。しか

し一方で，行動分析して要所を押さえれば短期間で改善するケースも少なくないことを筆者らは経験してきた。そこで，本章では，短期間で改善した強迫症状を伴う児童思春期のケースに焦点を当てることにした。はじめにタイプの異なる2つの外来治療ケースの外来経過を呈示した後，初診時の行動分析と治療的介入を中心に若干の考察を加えたい。なお，症例のプライバシーに関わる点は論旨に支障のない範囲で変更している。

II 症例1

【症例】初診時15歳　男　中学3年生
【主訴】触れないものや触れない場所がある
【家族状況】両親，同胞3人の長男。父親は大酒家で，酔った際に母親や子どもに暴力を振るうことがある。
【生活歴・現病歴】
　妊娠，出産には問題なく，その後の発達に関しても特に大きな問題は気づかれなかった。地元の小学校に通い，あまり友人は多くなかったが，休まず登校していた。そのまま地元の中学校に入ったが，部活には入らず，学校生活は楽しくなかった。
　中1の6月，友人と担任の先生が暴れて揉み合っている場面に遭遇した。その際，友人を助けようと介入した時に先生に蹴られてしまった。そのエピソードの後，担任の先生が患者を無視するようになった。一方，助けようとした友人と担任の先生が楽しそうに話しているのをよく見かけるようになったため，患者は友人に対して不信感をもつようになった。さらにその頃，机に誰かに落書きされるなどの嫌がらせをされることも多くなったため，学校が嫌になり7月から不登校になった。徐々に学校に関するものすべてが汚く感じるようになり，同じ中学に通う弟に対しても汚く感じるようになった。そのため，祖父母のところに患者だけ移って生活するようにした。そこではまったく汚く感じることはなく，普通に日常生活ができていた。
　中3になって突然父親が患者に自宅に帰るよう強く命令したために，しぶしぶ自宅で生活するようになったが，自分の部屋以外はすべて汚く感じて回避行為がエスカレートしていった。最終的に弟がトイレを使うのを見て学校の汚れ

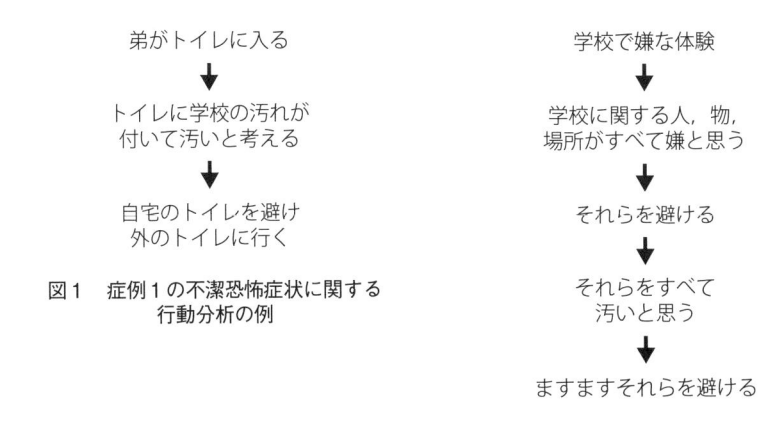

```
弟がトイレに入る              学校で嫌な体験
    ↓                           ↓
トイレに学校の汚れが          学校に関する人，物，
付いて汚いと考える            場所がすべて嫌と思う
    ↓                           ↓
自宅のトイレを避け            それらを避ける
外のトイレに行く                ↓
                             それらをすべて
図1 症例1の不潔恐怖症状に関する    汚いと思う
       行動分析の例               ↓
                             ますますそれらを避ける

                         図2 症例1の不潔恐怖症状形成の仮説
```

がついたような感じがして，自宅でトイレをすることができなくなった（図1）。毎回，外に出てトイレをせざるを得なくなったため，中3の6月，スクールカウンセラーの紹介にてA病院初診となった。

【初診時精神現症】

学校に関するものは人も物もすべて汚いと述べていた。かなり頑なな印象で，全か無かの考え方の傾向が強かった。不潔恐怖の対象を不快感の強さでランク付けすること（不安階層表の作成）ができなかった。強迫症状の特徴としては，不潔恐怖の洗浄行為は軽度であり，図1の行動分析に示すような回避行為が中心であった。こういうことを汚く感じるのはばかばかしいという不合理性の自覚はあいまいであった。

【外来治療経過】

まず，初診時では，治療者患者関係の構築を念頭におきながら面接を行った。

学校に関するものに関する不潔度の不安階層表を作成しようと試みたが，患者は「すべて汚い」と述べたためできなかった。学校のことを頑なに全否定していた。そこで，治療者は，「学校を好きになる必要はまったくないけど，嫌なことと汚いことは違うよね？」と話を切り出してみた。それに対する反応はよく，治療者の話に耳を傾けるようになった。図1の行動分析に加えて，図2のように，「嫌い」が「汚い」に変わっているという仮説を説明し，「学校が嫌なために家のトイレが使えないのは不便よね？　汚くもないものを汚いと思って避けて生活しにくくなって損をしているよね？　嫌かもしれないけど実際汚

くはないからトイレを使ってみたらどうかな？」と促してみた。それに対して「なんとかやってみます」と患者は笑顔で答えた。初診の面接の中で治療者は患者とわりと仲良くなれた感触をもつことができた。2週に1回の通院を勧めると患者は快く応じた。

2回目の面接では，「いろいろ触れるようになった。思い切ってやってみたらほとんど不安にはならなかった。心が前向きになった。何でも大丈夫。こんなことに負けちゃおれないという感じ。トイレ，ドアノブ，爪切り，など思い切ってやったらたいしたことなくなった」と患者は明るく述べた。

3回目の面接では，「中学の担任の先生が自宅に話しに来る。中学にもちょっと顔を出してみようかなと思う」と述べていた。

4回目面接では，「学校に行ったら嫌な感じはなかった。ずっと教室にいた。友人が家に泊りに来たりして，学校が嫌という感じはだいぶ軽くなった」と述べた。以後，月1回の通院とし，その後，3カ月以上強迫症状はほとんど出現せず，時々休みながら断続的に登校することができた。高校進学も希望するようになり，受験して合格した。高校入学後も調子がよいと述べ，また困ったら受診の予約をするという取り決めで治療終結とした。

Ⅲ　症例2

【症例】12歳　男　小学校6年生

【家族状況】両親，本人，妹の4人家族で，両親は共働き。父親は患者が所属するサッカーチームのコーチのひとり。

【主訴】本人「ちょっとしたことに心配してしまう」，両親「気になったことを何回も繰り返し親に確認する」

【生活歴・現病歴】

分娩出産に問題なく，その後の発達も順調であった。やや神経質であったが，友人は多く，小学校低学年から地元のサッカークラブに入り，レギュラーで活躍していた。

小学5年生までは特に大きな問題はなかったが，病気に関するテレビ番組を見た時に怖がる傾向はあった。小学6年生のX年4月ごろから自分ががんやウィルスの病気になったり怪我をするのではないかと気になるようになっ

た。「机の角や固いものにぶつかったのではないか？」「口や鼻やペニスから何か入ったのではないか？　放っておくと病気になるのではないか？」など気になって，「何も入ってないよね」「ぶつかってないよね」「大丈夫よね」と繰り返し両親に確認するようになった。はじめは確認することですぐに安心していたが，徐々に確認の回数が増加した。

　X年9月ごろからは，親の声が小さかったり真剣に答えてくれていないと感じたりした時に大声を出して怒り，親に「大丈夫」とはっきりとした声で言い直しをしてもらうようになった。学校やサッカーは休まずに行っていたが，気になることをがまんできない時は，親しい友人にも大丈夫かどうか確認するようになった。さらに，学校やサッカーから帰る時に，自分の持ち物がちゃんとあるかどうかを確認するのに30分以上かかるようになった。

　X年11月，両親への(特に夜の)確認がエスカレートして両親が疲弊し，また，本人もこの状態をなんとか改善したいと希望したため，A病院初診となった。

【初診時精神現症】

　年齢相応の身なり。礼儀正しく，質問に対する答えが明確で聡明な印象。身体に何か入ったかもしれないということに関しては，後になったらありえないと思うがその場面では「大丈夫」と言ってもらわないと安心できないと述べていた。学校やサッカークラブなど親が側にいない状況では，確認をある程度がまんすることができるが，どうしてもがまんできない時は親しい友人に確認している。

【外来治療経過】

　初診時面接(セッション1)：初診時は，患者両親一緒に面接した。筆者著の『強迫性障害の治療ガイド』[2]と中谷らが作成した「児童思春期用の治療ガイド」[5]の図を参照しながら，口の中に何か入っているのではないかという強迫観念にまつわる行動分析を行った（図3参照）。

　図3の①や②の強迫行為をすることによって，かえって病気になるのではないかというイメージが膨らんでいるという悪循環を説明したところ患者は理解を示した。そこで，仮に何か入っていても問題ないことを強調し，入っているのではないか？　という考えが浮かんだ時に「入ってもよい」と思うようにと促したところ，「そうしてみます」と答えた。

　また，患者に理解しやすい説明のしかたの工夫として，「ついたのではないか？」「入ったのではないか？」「ぶつかったのではないか？」という心配をす

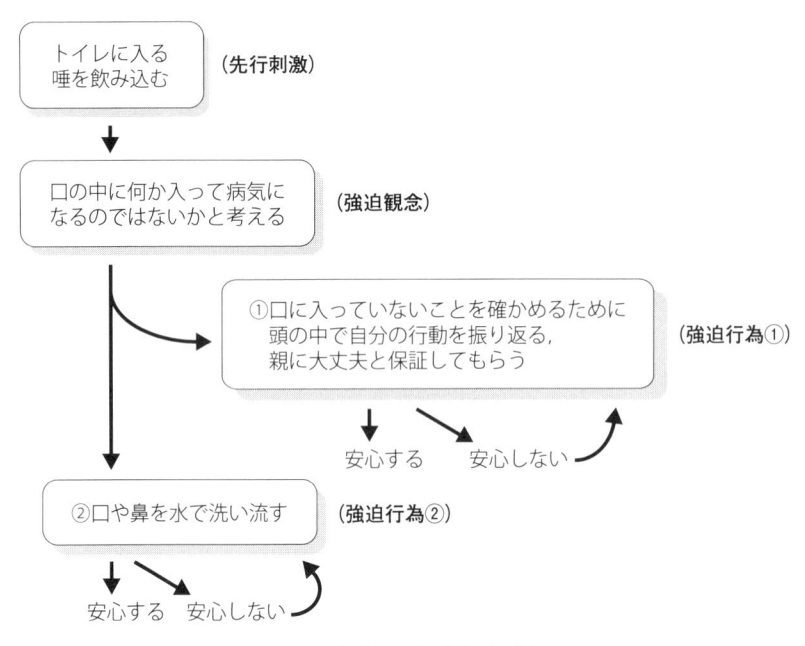

```
┌──────────┐
│トイレに入る│ (先行刺激)
│唾を飲み込む│
└────┬─────┘
     ↓
┌──────────────┐
│口の中に何か入って病気に│ (強迫観念)
│なるのではないかと考える│
└──┬────────┘
   │  ┌─────────────────────┐
   ├─→│①口に入っていないことを確かめるために│
   │  │頭の中で自分の行動を振り返る，     │ (強迫行為①)
   │  │親に大丈夫と保証してもらう        │
   │  └──────┬──────────┘
   │         ↓      ↘
   │       安心する   安心しない ⟲
   ↓
┌──────────┐
│②口や鼻を水で洗い流す│ (強迫行為②)
└────┬─────┘
     ↓    ↘
   安心する  安心しない ⟲
```

図3 症例2の行動分析の例

る状態を"弱気モード"という表現で説明した。この"弱気モード"になると確認を繰り返して苦しい，次の行動に移るのに思い切りが悪くなって時間がかかる，過去のことばかり振り返って考えて楽しくない，のように説明したところ理解を示した。

「〜のではないか」とか「かもしれない」という場合は，放っておいて次の行動に速やかに移ることを勧めた。さらに，「ついてよい」「入ってよい」「ぶつかってもよい」という"強気モード"で行って確認行為をしなければ，はじめは心配でもだんだん気にならなくなり，日常生活がスムーズに進んで楽しくなることを強調した。患者，家族ともに治療の方法の理解がよいと思われたので，次回まで治療課題の宿題として以下の1），2），3）を出した。

1）「治療ガイド」を読んで自分の症状について記入してくる。わからないところは次の受診の時に質問する。
2）セルフモニタリングノートをつくって気になった場面を記入する（日時，何をしている時，気になったものや気になったこと，その時どうした，その後ど

うなった）。

3）できるだけ，親への確認や自分で確かめる行動をせずに"強気モード"でいく。

患者はすっきりした表情で「やってみます」と同意した。治療者は，セッション1の終わりでは，患者が治療課題をやれそうな感触を得た。

その後の外来治療経過：初診より2日後，両親のみが診察を希望し来院した（セッション2）。初診の後，親戚の家に行き，昼間は明るく振る舞って調子よかったが，夜に家に帰る時の車の中で，「口の中に何か入ったかもしれない」と患者が繰り返し話しかけた。その際，両親は「入っていてもよいと思うようにしよう」と返したが，患者は，泣き出して大声で確認を求めた。結局両親が折れて「大丈夫」と保証したが，泣き止むのに1時間かかった。

セルフモニタリングは本人では記録できず，両親が行った。患者は「1回も確認しないのは無理」と言っていた。両親は，診察の中で，今の段階で確認をせずにすませるのは難しいかもしれないので1回だけ確認はよいというようにはできないだろうかと治療者へ尋ねた。そこで，保証を求める確認に関しては1回するのはOKにして，その後は"強気モード"でいこうと促してもらうことにした。

初診より10日後には，本人，両親で受診した（セッション3）。患者は，「1回だけ確認OKの変更によってだいぶ安心した。1回確認した後も不安にはなったが時間が経つと軽くなって自然に（不安を）忘れていた。1回の確認でできるようになるにつれて，確認なしで放っておけることも徐々に増えた。ペニスから何か入ってくるという考えはまだ浮かんでくるが，以前よりはずっと浮かぶ回数が減った。学校ではまったく大丈夫になった。友人への確認はせずにすませた。その他の心配な考えが浮かんでも流せるようになった。流したらいつの間にか考えていたことを忘れていた。日常生活がだいぶ楽になったと思う」と述べた。父親は，「"強気モード"という言葉は本人にピンとくるようで，気になっている時にその言葉を言うと頑張りやすいようだ」と述べていた。

セッション4は，初診より1カ月後，本人，両親で来院した。患者はほとんど両親に確認せずにすむようになっていた。心配な考えもあまり起こらなくなり，日常生活や学校，サッカーを楽しくできていた。患者は，「ペニスに何か入ってくるという考えが流せるようになった」と述べていた。

その1カ月後（セッション5）もよい調子が維持できていたため，とりあえ

ず治療終結とし，次にまた問題が出てきた時には予約をとって受診してもらうこととした。

治療終結より4カ月後，両親のみ来院した際には，中学に入って，親に確認することが増える時期はあったが，「"強気モード"で行こう」という両親のサポートで再び安定した状態が続いているとのことであった。

Ⅳ 考 察

1．診断・評価について

症例1,2ともに状態像からみると強迫性障害の診断が可能と思われるが，症状の経過をみるとそれぞれのケースの性質は明らかに異なる。症例1では，強いストレス（嫌悪刺激）状況の影響で不潔恐怖症状が出現し，比較的短い期間で生活に著しい支障をきたすようになっていた。嫌いという気持ちが「汚い」になり，ほとんど葛藤なしに著しい回避行動へと発展し，急速に生活できる範囲が狭くなっていることが特徴である。この場合，古典的条件付け[1]の関与は少なく，ほとんどがオペラント条件付け[1]によるものといえるであろう。

一方，症例2は，もともと神経質な性格の患者がテレビなどの情報の影響でさらに不安を感じやすくなり，徐々に確認を中心とする強迫行為へと発展していったことが特徴である。症例1のような強いストレス状況による一時的な不適応反応とは異なり，症状に対する葛藤も強いと考えられた。本当はばかばかしいと思っているがやめられないという強迫症状に対する不合理性の自覚もあった。

どちらも回避していたことに挑戦するということを行っているが，治療過程において，症例2では，はじめ強い不安が起こって徐々に不安が下がるhabituation（馴化）の機制を示したのに対し，症例1では，回避していたことを行ってみたらほとんど不安が高まらずにすんなりできている点が大きく異なる。

これらのことを総合すると，症例1は適応障害（あるいは適応障害（主）＋強迫性障害（従）），症例2は，強迫性障害という診断が妥当ではないかと考えられる。

2．治療的介入について

どちらの症例においても治療的介入には行動分析が重要であった。

症例1の強迫症状は，図1のように，「嫌い→汚い」という考え方の偏りによる回避行為が中心であった。面接のはじめでは，嫌いということに頑なになっており，学校のことに関わるものはすべて汚いという「全か無か」の思考パターンを呈していた。そこで，治療面接は，「嫌いなものを好きになる必要はない」という台詞から入ることにした。これによって患者が聞く耳をもつようになったという感触を治療者は得た。この前段階があったために，「汚くもないものを汚いと思って避けて生活しにくくなって損をしている」という説明が説得力をもつようになったといえる。その後は，トイレを自宅でしてみたらどうかという治療課題を出すだけで，それ以外に回避していたことも自ら進んで行うことができ，学校にも復帰できた。その過程では，ほとんど不安や不快感が高まらず，やってみたらあっさりできたということが特徴的であった。

症例2の初診時における強迫症状の行動分析は，「確認や洗浄の強迫行為をすることによってかえって"病気になるかもしれない"という強迫観念が膨らんでいる」というものであった。これに対する患者の理解はとてもよかった。そのため「できるだけ確認せずにすませる」ということが初期から可能に思えてその治療課題を出した。しかし，いったん不安になるとコントロールできずにその課題は頓挫した。

このケースでは，両親が治療の方法や患者の状態をよく理解できていることが特徴的であった。両親の提案で治療課題のレベルを下げて「1回の確認はOK」としたことで治療初期の強い不安が軽減された。1回は確認できるという安心感から患者は余裕をもって治療に臨むことができ，時間とともに不安が下がるというhabituationの体験が得られた。数回成功することによって患者は自信をもち，1回の確認もしないという治療へレベルアップすることができた。また，この治療では，両親が，初診時に治療者が用いた"強気モード"，"弱気モード"という表現を有効に患者に用いることができた点も大きい。この表現は，スポーツやテレビゲームを好む患者にとって理解しやすかったと思われる[3]。

3．治療の終結について

児童思春期の強迫症状をもつケースでも，発達障害圏や統合失調症圏や強迫性緩慢などとの鑑別が難しい場合では，治療に時間と労力を要することが多い。しかし，本章で呈示した2症例のように，行動分析と患者や家族の精神状態の

把握が十分にできれば短期間で治療終結に至るケースも少なくない。治療の終結は，患者や家族の意見と治療者の見立てを総合して決定されていくものと思われる。2症例ともに，終結時では，とりあえず強迫症状がほとんどなくなって生活に支障をきたさなくなった段階と思われる。したがって，今後環境の変化などにより再燃することは十分にあり得るであろう。しかし，予防目的の治療は，患者本人が望まない限り，継続しても効果は期待できないと思われる。嫌々ながら通院を継続して治療関係を悪くするよりも，現在のよい治療関係のうちに，また調子が悪くなったらいつでも治療を引き受けるという約束事をする方が現実的と思われる。

V　おわりに

強迫症状を主訴とする児童思春期の患者の診断は，言語や会話の能力がまだ十分でないために難しいと思っている臨床医は多い。実際に，発達障害や統合失調症，あるいは強迫性緩慢などとの鑑別に迷うケースに遭遇して治療に難渋することも少なくない。一方で本章のように，つぼを押さえると急速に治療が進むケースもあるのも事実である。「児童思春期の強迫は難しい」という先入観にとらわれずに，特に治療初期に丁寧に話を聴いて，治療の可能性を追求するようなスタンスが重要ではないかと思われる。

参考文献

1) Bellack AS, Hersen M：Dictionary of Behavior Therapy Techniques, Pergaman Press, New York, 1985.（山上敏子監訳：行動療法事典．岩崎学術出版社，1987）
2) 飯倉康郎：強迫性障害の治療ガイド．二瓶社，1999.
3) 飯倉康郎：ひとりの場面における曝露反応妨害法がうまくいくための方策—不安耐性が著しく低いOCD患者の行動分析と治療経過より．In 飯倉康郎：精神科臨床における行動療法．pp.99-114, 岩崎学術出版社，2010.
4) March JS：OCD in Children and Adolescents; A Cognitive-Behavioral Treatment Manual. Guilford, New York, 1998.（原井宏明，岡嶋美代訳：認知行動療法による子どもの強迫性障害治療プログラム．岩崎学術出版社，2010.）
5) 中谷江利子，中川彰子：(児童思春期の) 強迫性障害の治療ガイド（unpublished）.
6) 中根晃：子どもの発達の中にみられる強迫．In 広沢正孝，広沢郁子編著：現代の子どもと強迫性障害．pp.3-11, 岩崎学術出版社，2005.

| 第9章 |

hoarding（溜め込み）に関する近年の仮説と治療

中尾智博

Ⅰ　はじめに

　hoarding（溜め込み）は，一般的には価値がないとされるものを収集保存し，捨てることができない症状のことを指す。強迫症状の一亜型とされ，強迫症状の代表的な評価尺度である Yale-Brown Obsessive-Compulsive Scale（Y-BOCS）[7]には「ものを溜めたり，集めたりする行為」として症状リストに記載されており，OCD 患者の 20〜40％程度がこの症状を有しているとされている。しかしながら代表的な強迫症状である汚染恐怖，洗浄強迫や過失不安，確認強迫に比べると精神科医の間でも認知度は低く，また教科書等でもほとんど触れられていないのが現状と思われる。

　それとは対照的に最近しばしばマスメディアに取り上げられるトピックとして，通称「ごみ屋敷」と呼ばれるものがある。さまざまな，一見すると不要な廃棄物のようなものが家中，時に戸外まであふれかえり，近隣とのトラブルが生じているという事態が少なくない件数発生しており，このような住宅を対象とした清掃業者の広告もインターネットで検索すると無数に見つけることができる。また最近では育児を放棄した母親によって放置された幼児が衰弱死するという痛ましい事件があったが，居住していたマンションは部屋中にものが散乱蓄積し足の踏み場もない状態であったという。このようなごみ屋敷の問題が，どの程度精神医学的な問題と関連するのか，現時点ではわかっていることは少ない。hoarding の症状が長期に持続した末期的な状態であるのか，あるいは他に主要な精神疾患が存在して二次的に生じているのか，精神医学的には病的

といえない状態にもかかわらず生じているのか，はっきりしたことはいえない。

hoardingに関する調査，研究は欧米の方が先行している。本章ではhoardingの疫学や症状，OCDにおける他の強迫症状との類似性・特異性について概略を示すとともに，実際の症例の治療経過を紹介する。さらに本領域の専門家らがDSM-5に向けて提唱しているHoarding Disorderの概念を紹介する。

Ⅱ　hoardingの疫学と症状

hoardingの症状は過剰なものの収集とそれらの収集物を溜め込んでしまい，捨てられない，というものである。Furby[6]によればヒトがものを溜め込むのには，所有することそのものが目的となる場合と対象物への情緒的な愛着が生じている場合の2つの理由があるという。hoardingとの異同がしばしば問題となるコレクター（収集家）も同様の性質をもつが，コレクターの場合，対象物の価値が愛好家の間では十分高い，対象物が特定のものに限定される，基本的にはきちんと整理した状態で保存され生活スペースへの侵襲は少ない点などでhoardingの症状とは区別される。hoardingの症状は結果として本人および家族の生活空間をもので溢れかえらせ，深刻な生活機能の障害を生じさせる。また重症化したケースでは溜め込まれたものが衛生的な問題を発生させ，あるいは失火や崩落による怪我の原因となるなど，本人のみならず近隣住民にも多大な影響を及ぼす可能性がある。hoardingはY-BOCSの症状リストにおいて汚染・洗浄，加害・確認，性・宗教，対称性・正確性，繰り返し，数かぞえなどの症状とともに，「保存・節約に関する観念」および「ものを溜め込む行為」として記載されている[7]。Y-BOCSを用いた調査によればOCD患者の約20〜40％はhoardingの症状を有しているとされる[5,8,17,19]。また最近のY-BOCSを用いた症状構造のメタ解析[3]によればOCDの症状は，①対称性へのこだわりと繰り返しや順序・数かぞえの強迫，②加害的・性的・宗教的な思考と確認行為，③汚染の恐怖と洗浄行為，④溜め込み（hoarding），の4つの因子に別れており，hoardingの症状は他の症状からまったく独立した因子であることが示されている。

Frostら[4]はhoardingの症状をより明確にするため，compulsive hoardingの診断基準として，①他者からみて不要または価値の少ないものを獲得し，放

棄できない，②生活空間が本来の用途を行えないほど散らかっている，③ためこみ，散らかしにより著しい苦痛や機能障害が生じている，という3つの基準を提案した。また，これまでhoardingの症状において対象物への情緒的愛着はないとされていたが，彼らの研究結果からはhoardingの症状を有する患者は所有物に強い情緒的愛着を示すことがわかり，従来の見解に否定的である。臨床的にはhoardingの症状は前述のOCDに加え，前頭葉型の認知症，脳外傷，自閉症，学習障害，摂食障害，Prader-Willi症候群，OCPD（強迫性パーソナリティ障害）などさまざまな疾患で見られることが知られている。その一方で他の精神疾患で説明できないhoardingの症状を有する患者も少なくないことが知られている。

　本邦における調査はあまり行われていないが，Matsunagaら[15]は168名のOCD患者のhoarding症状の有無について評価を行い，うち32%の患者がhoardingの症状を有していたと報告している。hoardingのある患者はhoardingのない患者に比してより症状は重症であり，洞察に乏しく，OCPDなどのパーソナリティ障害を合併しやすいとの結果を得ており，これは欧米における調査結果とおおむね一致していた。彼らはさらにこれらのhoarding患者を一次性か他の強迫症状に伴う二次性のものかに分けて比較を行い，一次性の患者は男性に多く，早期発症，洞察の低さなどの特徴があると記している。

Ⅲ　hoardingの治療

　hoardingの治療に関して，これまでの研究からはOCDに対して行われる標準的な治療，つまりSSRI（選択的セロトニン再取り込み阻害薬）などを用いた薬物療法と認知行動療法（CBT）は，いずれも一般的なOCDに対して用いた場合と比べて有効性は低いという結果が出ている[9, 11]。しかしTolinら[23]は，意思決定能力や問題解決能力の向上，症状の基盤となる誤った信念の修正，回避状況への曝露というCBTの理論に沿ったセッションを重ね，さらに治療者付添による自宅での片付けや買い物場面での過剰な買い物の防止といった実場面での治療を行うことで良好な治療反応が得られたことを報告している。

　先述のようにhoarding症状自体は決して稀ではなく，特に強迫症状の治療を求めて受診した患者の症状を詳しく聴取してみるとhoardingの症状も有し

ていることがしばしばある。しかしながらhoarding症状そのものを主訴として受診する患者の割合は，著者の印象では極めて少ない。ここではhoarding症状の実際を示す意味も込めて本症状を主訴として受診した症例の経過を紹介する。なお本人からは発表についての同意を得ており，プライバシーに配慮して主旨に影響しない範囲で内容に変更を加えてある。

【症例】38歳　女性
【主訴】片付けができない
【生活歴・現病歴】
　同胞2名，妹にうつ病治療歴がある。子どもの頃から片付けができず怒られ，忘れ物はつねにクラスで一番であった。高校卒業後事務職として勤務し始めた頃よりものの溜め込みが目立ち始めた。職は転々としたものの仕事上はこれまで大きな支障はなかったとのことである。交際相手宅での同棲を繰り返してきたが，片付けができず部屋中にものがたまり，相手に愛想を尽かされては実家に戻ることを繰り返していた。30歳から今の彼でもっとも長続きしている。点検業者の入る2年ごとに彼が主体となって大掃除を繰り返している。

【精神現症】
　化粧気はなく髪型も頓着する風ではない。話し振りは飄々としており，抑うつ感はない。知的に明らかに低いという印象はない。潔癖傾向があり汗や体液への嫌悪がある。社会人になり好きなものを買えるようになり極端にものが増えていったという。漫画，洋服，洗剤，何でもまとめ買いし，自ら捨てることはないという。ADHDではないかと思って一度クリニックに行ったことがある。今回またひどく部屋にものをため込んでしまい，彼から「このままならもう別れる」と言われ，渋々受診したとのことである。

【治療経過】
　hoardingについての説明を行い，外来での治療を開始した。当初今ひとつ治療意欲はなかったが，このままでは彼に捨てられるという不安から継続した。薬物に関しては，SSRI製剤を12週間投与したものの効果が得られず，希望にて漸減中止した。買い物について記録をつけるよう教示したが面倒くさいといって取り組まなかった。しかし「先に買うものを決め，必要時以外ぶらりとスーパーに入ることをしない」という取り決めをしたところ不必要な買い物は

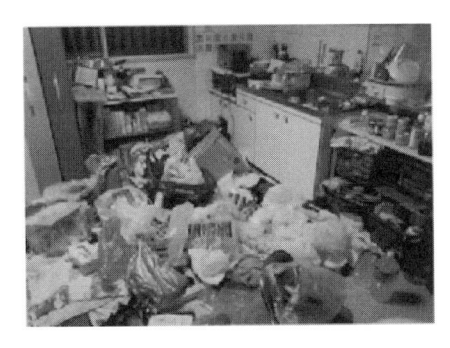

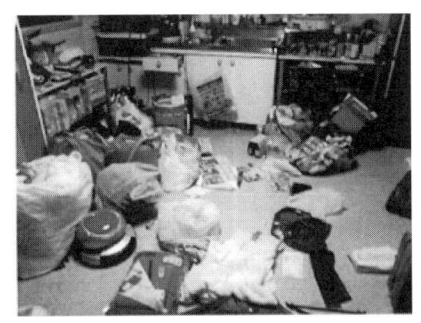

第9章 hoarding（溜め込み）に関する近年の仮説と治療　155

余分に買ってきて袋からも出していない日用品や食料品が床を埋め尽くし，台所の機能はまったく失われている（左）。治療によってようやく床面が見えるようになった（右）。

図1　hoarding 患者の自宅台所の様子

かなり減った。さらに治療に活用するために部屋の写真を撮ってくることを提案したところ，それ自体が動機づけとなり，受診前に片付けをして写真を撮ることにより，治療に前向きな気持ちをもてるようになった。図1は本人が写真に撮ってきた台所の様子で，左は治療開始前のものにあふれた状態である。初診から3カ月，5セッション終了時点で右の写真のようにある程度減らすことに成功し床面も見えるようになっているが，リビングや寝室などすべての居室に溜め込まれたものの中には愛着的な気持ちから，なお捨てられないものもたくさんあるという。

Ⅳ　hoarding と OCD の共通点と相違点

近年，hoarding を OCD の下位分類というカテゴリーに据え置くことに対して異なる意見が集積されている[12]。確かに hoarding で見られる遺失に対する過剰な不安や過剰なまでの収集行動，ものを捨てることに対する回避などは OCD と共通の強迫観念，強迫行為に類似した症状形式をとっている。しかしながら OCD の特徴である侵入的で望ましくない不快な思考やイメージは hoarding にはなく，ものを集めたい，とっておきたいという考えは発症後かなりの長期にわたってむしろ自我親和的なものとして存在する点で OCD の強迫観念とは意味合いを異にする。

さらに，学習行動理論の観点からみれば OCD における強迫行為は苦痛を避

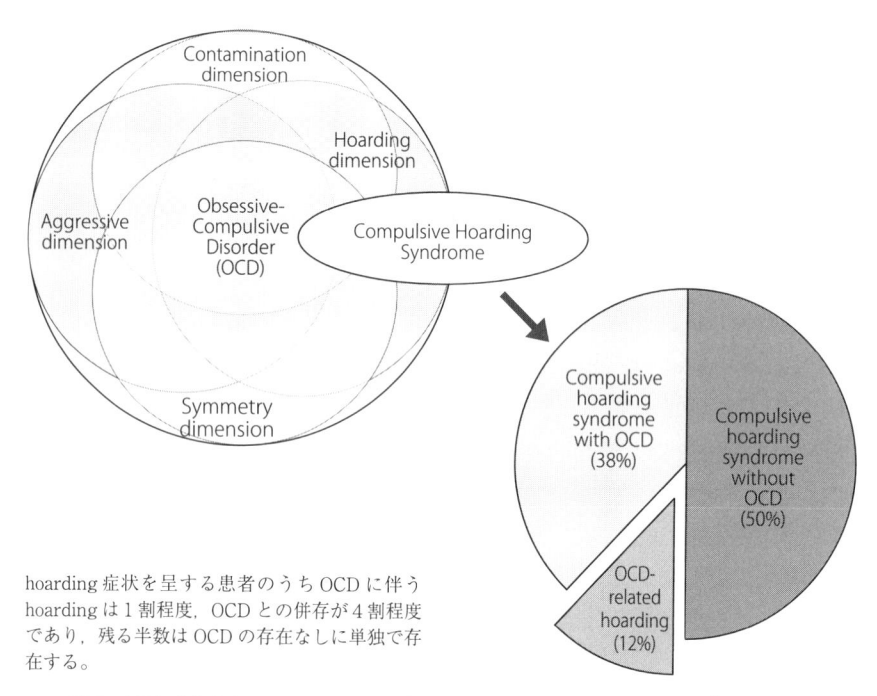

hoarding 症状を呈する患者のうち OCD に伴う hoarding は1割程度，OCD との併存が4割程度であり，残る半数は OCD の存在なしに単独で存在する。

図2　現在考えられている hoarding と OCD の位置づけ（Pertusa ら [16] より引用）

けるためにとられる負の強化行動であるのに対し hoarding にみられるものの獲得や所有によって生じる情緒的愛着は正の強化に近い点など，必ずしも OCD の症状機制では説明できない症状の構造が hoarding には存在している[12]。また，症状に対する洞察が OCD に比べてもより不良かつ自我親和的であり，症状に動揺性がみられず長期間かけてじわじわと悪化し，顕著な生活障害などの問題が生じるまで他者の介入や助けを受け入れないなど，OCD に比べてもより病理性が強く，非神経症的な病態をとることが示唆されている。

　パーソナリティ診断の面からも hoarding と OCD には差異が見られ，前者は OCPD や他のパーソナリティ障害の合併率が高いとされる[20]。なお OCPD に関しては DSM-IV における診断基準自体にも「価値のないものを捨てることができない」という項目が入っており，これまでもしばしば hoarding 症状との関係性が議論されてきている。Pertusa ら[16] は hoarding を主症状とする患者の一部は OCD の dimension としての hoarding dimension に含まれるものの，約50%は OCD の診断がつかず hoarding 症状を独立して有することを示し，

本症状を主症状とする compulsive hoarding syndrome とでも呼ぶべき一群の存在を主張している（図2）。

この他機能的脳画像において腹側前頭前野や帯状回を含む辺縁系により特徴的な所見がみられる点[2, 10, 22]，神経心理検査における情報処理過程の障害，記憶障害，所有物に対する認識障害が顕著である点なども OCD との相違点として指摘されている。また米国で行われた OCD 患者を対象とした大規模な遺伝研究などの結果[14, 21]は，hoarding は OCD より遺伝負因が強いことを示している。

さらに認知科学領域の研究からは hoarding 患者における認知機能低下，特に注意欠陥を示したデータが報告され，ADHD との関連が指摘されている。hoarding のある患者の 20％が ADHD の診断基準を満たす（OCD では 4％，健常者では 3％）[18] ことや，注意欠陥の症状は hoarding の症状予測因子として OCD の症状よりもより関連性が強い[24] ことなどが指摘されている。

V Hoarding Disorder という疾患概念

このように，OCD と hoarding には臨床的にもかなりの相違点がみられることから，DSM-5 作成に携わる Obsessive-Compulsive Spectrum Sub-Work Group では，hoarding を新しい診断カテゴリーとして制定することを提案しており[1, 12]，Hoarding Disorder（HD）という呼称を与えている。HD の診断概念は先述した Frost ら[4] による hoarding の診断基準を発展させたものであるが，追加された項目として，①hoarding 症状は脳外傷や脳血管障害などの器質的異常によるものではない，に加え，②hoarding 症状は他の精神疾患による hoarding に限定されたものではない，と定義されており，大うつ病，統合失調症，認知症，自閉症に加え，OCD の強迫観念に伴う hoarding 症状もここに含まれている。すなわち，他の強迫症状に二次的に派生した hoarding と一次性の hoarding（HD）を明確に区別しており，HD の疾患としての独立性を強く意識したものとなっている。

著者は 2010 年 4 月から 1 年間，HD の提唱者のひとりである Mataix-Cols 博士の研究室があるロンドン大学精神医学研究所に留学し，そこで HD の診断基準の妥当性を確認するための調査[13] に携わった。本調査はウェブベースで抽

出されたOCDのエキスパート（n=211）および無作為に抽出されたAPA会員（n=48）を対象として，ウェブ上で仮想症例に対する診断を回答する形で行われた。まず呈示されたのはDSM-IVケースブックからの引用で，幼少期からの溜め込みにより家中にものが溢れかえり自宅外の地下室での生活を余儀なくされている成人男性の症例であった。以下にその概略を示す。

【DSM-IVケースブック症例】

　Wolfe氏はこの数カ月自宅アパートの地下室に寝泊まりし，外食しシャワーはジムで浴びている。というのも彼のアパートは新聞や本雑誌であふれドアすら開かなくなっているからである。Wolfe氏は野球カードの収集，次いで本や雑誌の収集を12歳から始めた。あまりに量が多いので両親が処分しようとしたが彼はいつもそれらをゴミ捨て場から取り戻してきた。彼はそれらのものには価値があると考え捨てることができなくなっていた。Wolfe氏が社会人となり結婚した後もこの収集行動は持続し，10年前に離婚，収集物を今のアパートと別の貸倉庫に運び込んだ。しかしものはどんどんたまりドアを開けベッドに行くのも困難になってきた。先月には落下物で肩を負傷した。Wolfe氏は自分の溜め込みを不合理と思っているが，捨てる行為については強い不安がありできないと感じている。

　DSMケースブックでは本ケースを特定不能の不安障害（または特定不能のパーソナリティ障害）と診断しているものの，多くの参加者（OCD専門家88％，APA会員69％）はOCD（同59％，40％），あるいは精神障害が存在するもののDSM-IVの診断基準に合致しない（同29％，29％）と回答し，現行のDSM-IVの診断基準ではhoardingが主症状であるケースの診断を正確にはつけられないと指摘している。その上でhoarding症状を有する仮想症例を8例呈示し，先述したHDの診断基準を用いた調査を行い参加者の診断合致率を調べている。各症例の診断はHD，HD+OCD，OCD，統合失調症，などであり，調査の結果ほとんどの症例で80％以上の高い診断正答率が示され，HDの診断基準の妥当性が示された。ただし加害的な強迫観念のOCDにHDを合併した女性症例と，両親の離婚問題を契機にHDを発症した10歳女児の症例では，正答率は60〜70％台とやや低かった。そのため本調査ではHDとOCDの症状が併存する場合の鑑別方法や，児童思春期のHDの診断については今後さらに検証する必要があるとしている。

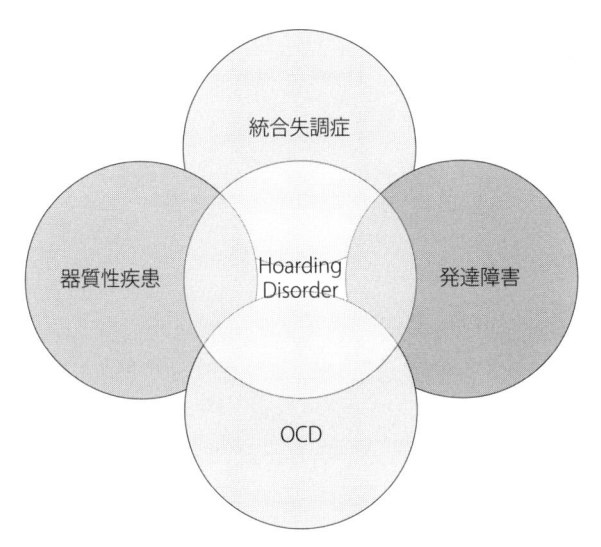

第9章 hoarding（溜め込み）に関する近年の仮説と治療　159

HDはOCDや発達障害，統合失調症，器質性疾患とオーバーラップする可能性があり，独立性の確認が待たれる。

図3　Hoarding Disorderの概念的位置づけ（著者私見）

VI　おわりに

　hoardingはOCDの症状としては比較的頻度が低く，また本症状を主訴として受診する患者の割合はより低いこともあって，これまで精神医療の領域ではあまり注目されていなかった。しかし最近の疫学的な調査や生物学的な研究の進展により，hoardingの症状はOCDとは異なる病態基盤を有し，OCDや他の精神疾患とは独立して存在するひとつの精神疾患なのではないかという主張がみられるようになっている。一方で，これまでそう考えられていたようにhoardingの症状が多くの場合OCDやADHD，あるいは器質性疾患や統合失調症の存在下に出現するのであれば，それはどちらかといえばhoarding syndromeとでもいうべき病態であり，ひとつの独立した疾患単位として捉えるのは難しいのではないかという考え方もある。

　図3に示すようにOCDや発達障害，器質性疾患とオーバーラップしてHDが存在すると仮定した場合，それぞれの疾患とHDの重なり具合がどの程度かによってHDの独立した疾患としての存在意義は変わってくると思われ，詳

しい調査が待たれるところである。HDという新しい診断の妥当性については今後の検証が必要ではあるが，これまでほとんど日の目を見ていなかったhoardingという症状が精神医学の領域で議論されるようになったことは意義のあることといえよう。社会的問題になっているごみ屋敷との関連性も含めて，本邦でも今後の研究が待たれる。

参考文献

1) American Psychiatric Association：Proposed Draft Revisions to DSM Disorders and Criteria (DSM-5 Development). American Psychiatric Association. (www. dsm5. org), 2010.
2) An SK, Mataix-Cols D, Lawrence NS et al：To discard or not to discard: the neural basis of hoarding symptoms in obsessive-compulsive disorder. Mol Psychiatry, 14: 318-331, 2009.
3) Bloch MH, Landeros-Weisenberger A, Rosario MC et al：Meta-analysis of the symptom structure of obsessive-compulsive disorder. Am J Psychiatry, 165: 1532-1542, 2008.
4) Frost RO, Hartl TL：A cognitive-behavioral model of compulsive hoarding. Behav Res Ther, 34: 341-350, 1996.
5) Frost RO, Krause M, Steketee G：Hoarding and obsessive compulsive symptoms. Behavior Modification, 20: 116-132, 1996.
6) Furby L：Possessions: Toward a theory of their meaning and function throughout the life cycle. In Bates PB: Life Span Development and Behavior (Vol I). New York, Academic Press, 1978.
7) 浜垣誠司, 高木俊介, 漆原良和, 他：自己記入式Yale-Brown強迫観念・強迫行為尺度（Y-BOCS）日本語版の作成とその検討. 精神経誌, 101: 152-168, 1999.
8) Mataix-Cols D, Rauch SL, Manzo PA et al：Use of factor-analyzed symptom dimensions to predict outcome with serotonin reuptake inhibitors and placebo in the treatment of obsessive-compulsive disorder. Am J Psychiatry, 156: 1409-1416, 1999.
9) Mataix-Cols D, Marks IM, Greist JH et al：Obsessive-compulsive symptom dimensions as predictors of compliance with and response to behaviour therapy: results from a controlled trial. Psychother Psychosom, 71: 255-262, 2002.
10) Mataix-Cols D, Wooderson S, Lawrence N et al：Distinct neural correlates of washing, cheking and hoarding symptom dimensions in obsessive-compulsive disorder. Arch Gen Psychiatry, 61: 564-576, 2004.
11) Mataix-Cols D, Rosario-Campos MC, Leckman JF：A multidimensional model of obsessive-compulsive disorder. Am J Psychiatry, 162: 228-238, 2005.
12) Mataix-Cols D, Frost RO, Pertusa A et al：Hoarding disorder: a new diagnosis for DSM-V? Depress Anxiety, 27: 556-572, 2010.
13) Mataix-Cols D, de la Cruz LF, Nakao T et al：Testing the validity and acceptability of the diagnostic criteria for Hoarding Disorder: a DSM-5 survey. Psychol Med., 1-10, 2011 [Epub ahead of print].

14) Mathews CA, Nievergelt CM, Azzam A et al : Heritability and clinical features of multigenerational families with obsessive-compulsive disorder and hoarding. Am J Med Genet B Neuropsychiatr Genet, 144: 174-182, 2007.
15) Matsunaga H, Hayashida K, Kiriike N et al : Clinical features and treatment characteristics of compulsive hoarding in Japanese patients with obsessive-compulsive disorder. CNS Spectr, 15: 258-265, 2010.
16) Pertusa A, Fullana MA, Singh S et al : Compulsive hoarding: OCD symptom, distinct clinical syndrome, or both ? Am J Psychiatry, 165: 1289-1298, 2008.
17) Rasmussen SA, Eisen JL : The epidemiology and clinical features of obsessive compulsive disorder. Psychiatric Clinics of North America, 15: 743-758, 1992.
18) Ratchford E, Frost R, Steketee G et al : ADHD in hoarders, OCD patients, and community controls. Paper presented at the Annual Meeting of the Association of Behavioral and Cognitive Therapies, New York, 2009.
19) Samuels JF, Bienvenu OJ, Riddle MA et al : Hoarding in obsessive-compulsive disorder: results from a case control study. Behav Res Ther, 40: 517-528, 2002.
20) Samuels JF, Bienvenu 3rd OJ, Pinto A et al : Hoarding in obsessive-compulsive disorder: results from the OCD Collaborative Genetics Study. Behav Res Ther., 45: 673-686, 2007.
21) Samuels J, Shugart YY, Grados MA et al : Significant linkage to compulsive hoarding on chromosome 14 in families with obsessive-compulsive disorder: results from the OCD Collaborative Genetics Study. Am J Psychiatry, 164: 493-499, 2007.
22) Saxena S, Brody AL, Maidment KM et al : Cerebral glucose metabolism in obsessive-compulsive hoarding. Am J Psychiatry, 161: 1038-1048, 2004.
23) Tolin DF, Frost, RO, Steketee, G : An open trial of cognitive-behavioral therapy for compulsive hoarding. Behav Res Ther, 45: 1461-1470, 2007.
24) Tolin DF, Villavicencio A : Inattention, but not OCD, predicts the core features of hoarding disorder. Behav Res Ther, 49: 120-125, 2011.

| 第IV部 |

行動療法を使いこなす
臨床家になるために

| 第10章 |

臨床に即した行動療法の実際
効果的な精神療法としての行動療法

芝田寿美男

I　はじめに

　行動療法とは学習に関する心理実験から始まり多数の研究者たちが複数の理論で構成してきた，いわば集合知によって作り上げられた精神療法である。国籍や時代も違う人間たちが提唱した理論や治療技法が共存しており，共通の約束事とは刺激－反応の連鎖によって物事を把握し，学習による変化を期待する，という点に限られるように思う。俗に「こころ」に関する領域とされる精神活動に関しても，把握のしかたが自然科学に近い印象をもつ。
　行動療法には，問題を具体的に捉える，問題解決的な指向がある，学習による変化を期待する，実証的である，プログラム化しやすい，といった特徴があげられる。そのため行動療法を用いた臨床には，行動分析することで症状を把握する，治療の対象と目標を具体的にしながら治療を進める，治療の結果を明確にして共有できる，といった特徴が生じる。症例提示を挟みつつ，これらの特徴について詳説を試みたい。

II　精神療法としての行動療法

　強調してもしすぎることのない点だが，行動療法というのはあくまでも精神療法である。一般的に診療で行動療法を用いるという場合，強迫性障害の治療に曝露反応妨害法を用いるとか，摂食障害の患者にオペラント技法を用いるなどのように治療技法のことを指していることが多い。しかし行動療法を診療に

166　第Ⅳ部　行動療法を使いこなす臨床家になるために

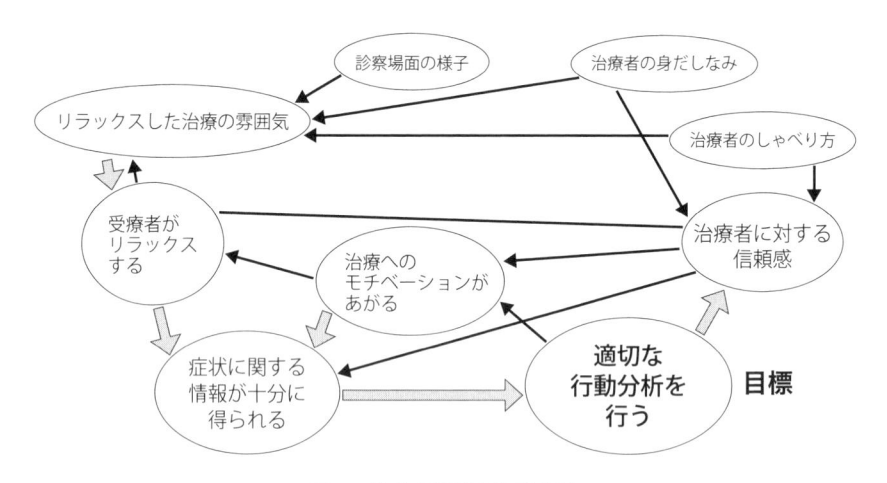

図1　治療者行動の行動分析

用いる上で最も重要なのは，行動分析することである。行動分析とは刺激－反応の連鎖で精神症状を把握し，整理する行動療法独自の考え方であることは周知であろう。なぜその強迫性障害で曝露反応妨害法を用いるのか，なぜその摂食障害にオペラント技法を用いるのかを決定するための基準が行動分析にあり，きめ細やかな行動分析こそが行動療法の白眉と考える。行動分析を丁寧に行う過程に行動療法の精神療法としての特性がよく現れ，治療の対象と目標を具体的にしながら治療が進むことによって，精神療法としての行動療法は支えられているのだと筆者は思う[9]。

　それでは精神療法とは何であろうか。定義が難しいが，治療者という役割と受療者という役割の人間が関わることで生じる治療的なプロセスであり，心理的な側面が重視され言語を介した介入が中心になることが多い，といった内容の技術体系ではないだろうか。行動療法も精神療法である以上は，精神療法の基本は守られねばならない。すなわち受療者を一個の人間として大切に扱うことであり，「受容・支持」などと呼ばれる関わり方の基本である[11]。これはあまりにも当たり前すぎて行動療法の教本で省略されていることが多いし，丁寧な行動分析を行う過程がおのずから「受容・支持」となるためにあえて明文化されていないように思われる。行動療法を診療場面で行うにあたって，治療者行動はこの図（図1）のように行動分析され，あくまでも行動分析のために必要な受療者行動を引き出す刺激として位置づけられる。

だから受療者の反応いかんによっては、「受容・支持」的ではない治療者行動のほうが行動分析を進めるために必要なことも（現実にはまずそんなことはないのだが）あり得る。

　少し行動療法を離れるが，精神医学では治療対象として精神症状を取り扱っており，精神症状から精神疾患は構成される。精神疾患において脳画像所見や生化学的指標を探る試みは，精神症状を客観的指標でもって数値化し評価することにつながる。しかし精神症状とは，そもそもが数値化に馴染みにくい。精神症状というものは人間が単独でいては症状として成立せず，人間と人間とが関わり向き合った時にはじめて症状として立ち現れる性質をもつからである。この世に人間がひとりしかいなくても，骨折は骨折であり発熱は発熱であり癌は癌なのだが，精神症状はそうではない。特にかつて外因〜内因性疾患と呼ばれた脳器質性障害や統合失調症などより，内因〜心因性に分類された疾患でその特徴が強い。受療者という対象の中に完結するのではなく，関わる治療者なり周囲の人間との間で生じて，人と人との間に浮かび上がるのが精神症状である。そうして浮かび上がったものを無理を承知でなんとか言語に置き換えていく作業が記述精神医学であり，私たちがよく知る精神症状と呼ぶものであった。考えてみれば精神症状というのは結局，誰かの主観でしかないわけである。苦痛でも不安でも幻聴でも，それは受療者なのかその家族なのか，それとも治療者なのか，誰かがそう感じそう考えているにすぎない。だからといって，精神症状のことを幻想だとか実際にはないなどと愚かなことをいうつもりはない。誰かが苦痛だというのなら，そこに苦痛はあるのだ。それが他人にとっての苦痛ではないだけのことである。精神症状を治療の対象として取り扱うということは，治療に関わる人がお互いの主観のすりあわせ作業を始めることでもある。何が問題で，何をどうすることが治療で，どうなっていきそうなのか，治療に関わる人が話し合って共有することだ。行動療法では，行動分析することで症状を把握して治療の対象と目標を具体的にしながら治療を進める過程が，この主観のすりあわせ作業に当たると思う。

　行動療法の有効性が確立している精神疾患が，強迫性障害であり摂食障害であることに異論はないと思う。しかし，そこに行動療法が誤解されやすい点も潜んでいる。強迫的な手洗いや著明な低体重のように，第三者から観察可能な形で精神症状の一部が表出されていることが問題だと思う。例えば強迫的な手

洗い行動というのはあくまで精神症状であって，骨折や発熱とは異なる。問答無用に骨をつなげたり熱を下げればよいというものではなく，まずは主観のすりあわせ作業を必要とする。強迫的な手洗いに関して受療者がどう思いどう考え，どう振る舞いその結果どうなるのか丁寧に聞いていき行動分析しなければいけない。その結果，受療者の主訴に沿って治療の対象と目標が定まれば，はじめて強迫的な手洗いが治療対象となりうる。ただ強迫的な手洗いがあるだけでは治療していいのかどうかすらもわからない。行動療法に対するよくある批判，例えば「受療者の気持ちは無視してただ手洗いをやめさせればよいのか」とか，「ただ体重を増やせばいいと思っているのか」というのはもっともである。しかしそれはきちんと行動分析を行っていない未熟な行動療法の結果を見ているにすぎないと思う。行動分析を丁寧に行えば，受療者がどう思いどう考えているか，当然「認知」と呼ばれる思考行動も含めて治療者は把握しているはずだし，そうしなければそもそも治療はできないのである。

また，行動療法では治療の結果を明確にして共有するために，数値化した指標をよく用いる。例えばSUD（主観的不安評価尺度）など自覚する不安を0～100で点数をつけて評価している。これは一見，数値化した客観的指標のように見えるのだが，生化学的指標（血液検査の炎症反応とか）とはまったく異なる。対象とする受療者が変われば，その数値に意味がないからである。別に「0～100」ではなく「松，竹，梅」でも構わないのだ。ひとりの受療者と治療者との間で，お互いの治療に関する意見をすりあわせた結果，数値化という形で意見の一致がみられているにすぎない。誤解をおそれずにいうと，行動療法で用いる数値化した指標はフィクションでもある。

以上のような点をふまえ，行動療法を用いた診療の特徴である，行動分析することで症状を把握する，治療の対象と目標を具体的にしながら治療を進める，治療の結果を明確にして共有できる，といった点が精神療法としてどう治療的なのか，症例を提示しつつ私の考えを述べてみたい。

III 症　例

ここであえて典型的な強迫性障害でも摂食障害でもない症例を提示してみたい。そのほうが行動療法を用いた臨床での，精神療法として効果的な側面が伝

わりやすいのではないかと考えたからである（プライバシー保護のため症例の細部は変更してある）。

【症例】中学生　女性
【主訴】予診表には「色々です。リスカしようとしてしまう　不登校など」と記入し，面接では「わたし的に限界がきてて」と話した。
【家族歴】母親方の親族がすべてMDI（双極性障害）らしき人たちであるが，明らかな治療歴はない。母親も10代の頃，明らかにうつ病と思われる病歴があるのだが，医療化されることなく克服していた。
【現病歴】
一人っ子で，発育発達歴上異常ないが，幼少時より強迫傾向を認めた。
小学校高学年時にあるきっかけで自傷行為をしてしまい，それから以後は時たまストレス状況で「おちつかなさ」が生じると自傷する嗜癖行動化していた。落ち込んだ時期にのみ自傷は出現し，多くて3〜4日に1回で持続する期間も長くて1カ月程度と短く，自分でコントロールできていた。何か出来事があってひとりで考え込み始め，「おちつかない」状態になると自傷を行うことで落ちつく，という対処行動として機能していた。それに小学6年生時から抜毛癖が加わり，同様に「おちつかない」状態で抜毛すると落ちつくという対処行動となっていた。
中学1年生時にクラスメートとのトラブルで落ち込んで「おちつかない」時期が出現したが，この時は抜毛癖で対処し，いつものように1カ月程度で自然軽快している。中学2年時に別のクラスメートとのトラブルから「おちつかない」状態が出現して，トラブル自体は解決したのだが「おちつかない」状態が2カ月以上持続し，夜間不眠が目立ち始め不登校となった。症例自身もこれまでになく「おちつかない」状態がひどくかつ長期にわたり，自傷もやめられず違和感を感じていた。そのため心配する両親同伴で，小児科経由して当科初診となった。
【治療経過】
症例はまだ子どもではあったが，思考のまとまりもよい賢い印象を受けた。当然だが両親ともとても心配しており，中学生の子どもが不登校で自傷したり泣き叫んだりで，何がどうなっているのかわからずうろたえるのは当然のこと

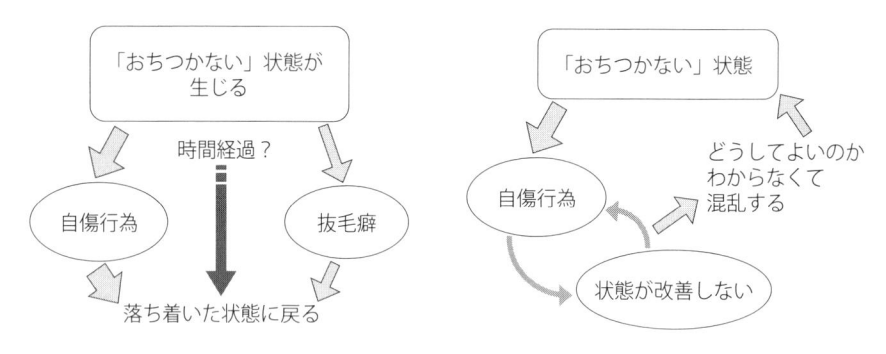

第Ⅳ部　行動療法を使いこなす臨床家になるために

図2　対処行動としての自傷と抜毛

「おちつかない」状態が生じる → 自傷行為／抜毛癖　時間経過？ → 落ち着いた状態に戻る

図3　受診時の状態の行動分析

「おちつかない」状態 → 自傷行為 → 状態が改善しない → どうしてよいのかわからなくて混乱する → 「おちつかない」状態

と思えた。症例自身も主訴にあるように，あまりにも多くのことで困って混乱していた。

　今回，症例自身が困っている状態は中学2年時になってからの状態であり，それまでは困っていなかったという自覚であった。たしかにそれまでも自傷行為はあったのだが，自傷自体は抜毛と同じく嗜癖化した行動であり自分でコントロールできる範囲にとどまる限りは困るような「症状」ではなかった。むしろ症例なりの対処行動として有効に機能していた（図2）。図のような刺激-反応の流れがあり，「おちつかない」状態は不快であって，それを軽減する対処行動として自傷や抜毛が機能している。これまで「おちつかない」状態は自傷なりの対処行動を行ったから軽快したのか，自然経過で軽快するのを対処行動によって待つことができたのかは不明であるが，筆者は後者に近い印象をもった。

　行動分析からは，症例が困っているのは，「おちつかない」状態がこれまでになく激しくかつ長期にわたっているためと考えられた（図3）。その結果自傷行為がやめられず，自傷行為をしても「おちつかない」状態が続くためどうしていいかわからなくなって混乱していた。これまで唯一に近い，有効な対処行動が無効になったことで症例は自己のコントロール感を失っていた。ならば「おちつかない」状態が少しでも軽減すれば，刺激-反応の流れから全体的にいくらか安定するのではないかと考えた。そこで症例の述べる「おちつかない」状態というものが，どういう刺激-反応で維持増悪されているのかを調べることにした。そうすることで「おちつかない」状態を軽減できる介入法を探ろう

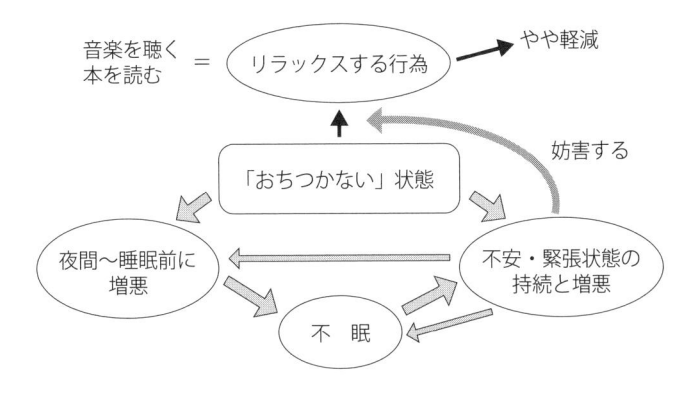

第10章　臨床に即した行動療法の実際　171

図4　「おちつかない」状態の行動分析

と考えた。症例には十分言語化する能力があり，自分でも「おちつかない」状態を自覚できる子どもであったので，まずはモニタリングから始めた。

　本来「おちつかない」状態はないのが当たり前で，あっても一瞬だったり一時的なもので，1カ月を過ぎて持続しているのは異常なことだという自覚があった。現在の「おちつかない」状態は，音楽を聴いたり本を読んでいる時は少し軽減するものの，「おちつかない」状態がひどくなればそれすらも難しくなった。まったく「おちつかない」状態がない時は少ないし，特に夕食後から寝る前に増悪してその結果眠れなくなることが多かった。寝不足になると朝起き抜けにも「おちつかない」状態が再び増悪するようであった。「おちつかない」状態が増悪する，寝る前を中心に自傷行為は頻発していた。しかしそれで楽になったり眠れたりするわけでないと，質問していくうちに症例自身もわかってきた（図4）。症例の自覚する「おちつかない」状態は，不安緊張で増悪し，睡眠不足で増悪持続し，緊張を低下させるようなほかの物事をすることで軽減する特徴がありそうだった。対人関係のストレス状況から生じている病歴や，感情障害の家族負因をあわせて考えると，「おちつかない」状態とはうつ病における不安焦燥感や抑うつ気分に類似したものに思えた。不眠により症状が増悪しているということは，逆に睡眠確保が治療的に働きそうだと考えた。

　ここで説明として，子どものうつ病として治療を進める方針を伝えた。特に症例には，「おちつかない」状態が軽減することが治療の目標であり，その結果として自傷しなければいけないことが減るはずだということを，行動分析の

結果を含めて説明した（図3）。治療の結果がうまくいけば，自傷回数が減るはずなので，モニタリングしてもらうことにした。

　実際の治療としては抗うつ薬を用いて「おちつかない」状態の変化を見ていき，抗精神病薬少量を眠剤として用いることで睡眠確保をはかった。抗うつ薬の選択はやや困難であった。抜毛癖や強迫傾向などの臨床特徴から考えるとセロトニン選択性の高い抗うつ薬が適合する印象をもったが，クロミプラミンを用いてみると薬剤誘発性の健忘と解離状態が出現した。仮説の範囲内ではあるが脳機能が未成熟な児童において，セロトニン系の脆弱性が推察される症例では特にこのような問題も起こりうるのかもしれない。結局はイミプラミン少量を用いることで「おちつかない」状態は軽減していき，レボメプロマジン少量を睡眠薬として用いることで安定した睡眠確保を行い，症状は軽快に向かった。目に見える結果として自傷回数は軽減し消失した。

　症例とはその後も「おちつかない」状態が病的な抑うつ状態であると共通認識して治療を続け，イミプラミン少量で維持治療を行った。抑うつ状態をモニタリングして経過を追ううちに，症例が「あまり眠れなくて早朝覚醒気味だと朝にもやもやしやすい，そういう時は『おちつかない』状態までは至っていないが無理をしているということ」などと，さらに細かく自分の状態を観察対処できるようになっていった。すると生活上でも抑うつ状態が生じないように注意できるようになり，どうしても不眠まで生じそうならレボメプロマジン少量を不眠時薬として用いるなど自己コントロールするようになった。

　その後いったん抗うつ薬中止後に強迫症状が出現して，抗うつ薬再開とともに反応妨害法を中心とした治療を行い，軽快するという経過があった。この時には症状を行動分析して治療対処を探るというやり方がさらにスムースにできた。

　再び抗うつ薬は中止しても安定した状態で，大学検定の準備などにいそしんでおり，全経過約3年にていったん治療終結となり2年以上経過している。

Ⅳ　症例の考察

　この症例では，症状について詳しく聴き行動分析しながら，治療の対象を受療者が自覚する「おちつかない」状態として，それが軽減することを治療の目

標とした。行動分析することで症状を把握して，治療の対象と目標を具体的にしながら治療を進めるという行動療法の特徴に沿ったわけである。

　行動分析のために詳しく症状について聴いていくことで，受療者は自分の症状がどのようになっているのか，特にどういう流れで生じ維持されているのかを，行動分析を通じて知ることができた。その過程で「おちつかない」状態が，違和感がある病的な状態であると受療者が自覚を強めた。行動分析の結果から，「おちつかない」状態が軽減することが治療の対象と目標であると，お互いに理解した。治療した結果が自傷や不眠が減ることで観察可能だということも，これまた行動分析から理解できた。すると何がどうなることが治療で，治療がうまくいっているのかいないのか，治療に関わるすべての人で共有できるようになった。受療者自身も治療を他人任せにすることなく，自分から治療に役立つための工夫をするようになる。それは行動分析を通じて自身の症状を把握できているからであり，行動分析すること自体が精神症状および精神疾患に関する心理教育として機能している。

　行動療法によって具体的にされた治療の対象というのは，あくまでも受療者の主訴に沿って決められる。受療者自身がどうなりたいという意志なくしては，治療の対象も目標も決められない。ここが骨折や発熱と精神症状の違いだ。強迫的な手洗いであっても，精神症状である限りは，受療者の主訴がない限りはやめさせるわけにはいかない。例えばこの症例だと，周りから見れば自傷行為をやめさせたいとか学校に行ってもらいたいとかあるだろうが，行動分析の結果から見れば症例にとって「おちつかない」状態が軽減することが目標となった。治療の対象と目標を主訴に沿って決めていく行動療法のやり方は，特に受療者にとっては保護的であり支持的である。さらに治療過程で「あなたはどうなりたいの」「どうしたいの」と受療者に理解できる言葉で問いかけ，決めさせていくことを繰り返すことで，受療者の意志はさらに強固にたくましくなる。精神症状を離れた実生活上での行動，不登校から自分のやりたいことを見つけ周囲に主張して交渉していく，といった治療後半での受療者の行動にそれは強くうかがわれた。

　受療者とともに精神症状を行動分析し治療の対象と目標を具体的にする過程は，受療者の中から精神症状を取り出し，観察し関与することのできるより具体的な対象として，受療者に把握させていく過程でもある。受療者から精神症

状によって構成される「病気」を異物として取り出すことになる（図5）。特にこの症例のように若年者の場合，自身の情動認知や処理が未熟であるため，情動認知自体が整理されておらず，感情としての対象化も対処法も学習できていない。行動療法による治療を通じて，それが病的な情動なのか健康な情動なのかという認知が進み，実生活での感情処理まで洗練されていったことはたいへん興味深い。

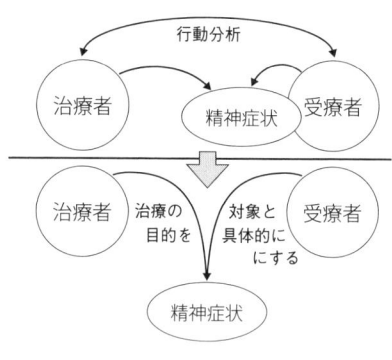

図5　治療経過のイメージ図

V　まとめと提言

　行動分析することで症状を把握する，治療の対象と目標を具体的にしながら治療を進める，治療の結果を明確にして共有できる，といった行動療法の特徴がどのように診療に生かされているのかについて，症例を挟みつつ詳説を試みた。特に行動療法の精神療法としての側面を強調して考察した。

　行動療法による診療を通じて，受療者の自主性は高まり精神症状は異物化されていく。ただし，これはあくまでも丁寧な行動分析を行い治療の対象と目標を具体的にしていく過程で，副産物のように生じてくるのだと筆者は考える。まず必要なのは治療者自身が行動分析することで受療者の症状を把握することであり，誰のためでもない，治療者自身のために行う。治療の対象と目標を具体的にするのも，そうしないと行動療法を用いた治療ができないからにすぎない。受療者のためなどではなく，治療者自身が治療をすることが中心であるのは，人間の能力が他人事ではなく自分の問題に取り組んだ時にだけ十二分に発揮されるからではないかと思う。受療者は主体として自身の「病気」に取り組み，治療者は主体として自身の「治療」に取り組む。その結果，治療の対象と目標が具体的になった時点で受療者と治療者が出会い，治療が始まるというイメージを筆者は抱く。

　実はこういった精神症状の異物化や受療者の自主性を高める働きかけは，ど

の精神療法でも行われている[1~8]。受療者の反応を丁寧に拾い，治療結果を明確にする診療を日々行っていれば，自然と類似の治療になるように思う。例えるなら，魚類から発生してもほ乳類から発生しても，ある体格で海を泳ぐという目的の中でサメとイルカが似たような姿形になったようなものであろうか。どの精神療法を用いるかよりも，どのような診療を行うかによって左右されやすい。逆にいえば，治療の結果をあまり問わない診療や，臨床経験の少ない初学者での行動療法の報告に違和感が目立つのは当然であろう。

　素晴らしい治療者はいるが，どの精神療法が素晴らしいなどということはない。しかし行動療法は行動分析という自然科学的なものの見方をもっているがゆえに，ほかの精神療法のよい点も行動分析して積極的に取り入れることができる点で，精神科医が身につけておくべき基本技術ではないかと筆者は考える。

参考文献

1) 青木省三：総論―精神療法の基本．In 青木省三，中川彰子編：専門医のための精神科臨床リュミエール11　精神療法．pp.2-16, 中山書店，2009.
2) 池見陽：さまざまな精神療法―フォーカシング指向心理療法．In 青木省三，中川彰子編：専門医のための精神科臨床リュミエール11　精神療法．pp.120-131, 中山書店，2009.
3) 北西憲二：さまざまな精神療法―森田療法―感情と欲望の理解とその扱い．In 青木省三，中川彰子編：専門医のための精神科臨床リュミエール11　精神療法．pp.91-104, 中山書店，2009.
4) 松木邦裕：さまざまな精神療法―精神分析療法．In 青木省三，中川彰子編：専門医のための精神科臨床リュミエール11　精神療法．pp.80-90, 中山書店，2009.
5) 松本真佐哉，東豊：さまざまな精神療法―家族療法．In 青木省三，中川彰子編：専門医のための精神科臨床リュミエール11　精神療法．pp.105-119, 中山書店，2009.
6) 水島広子：さまざまな精神療法―対人関係療法．In 青木省三，中川彰子編：専門医のための精神科臨床リュミエール11　精神療法．pp.132-140, 中山書店，2009.
7) 村上伸治：さまざまな精神療法―支持的精神療t法．In 青木省三，中川彰子編：専門医のための精神科臨床リュミエール11　精神療法．pp.44-57, 中山書店，2009.
8) 大野裕：さまざまな精神療法―認知療法．In 青木省三，中川彰子編：専門医のための精神科臨床リュミエール11　精神療法．pp.70-79, 中山書店，2009.
9) 芝田寿美男：行動療法から学んだこと．福岡行動医学雑誌，15: 108-120, 2008.
10) 山上敏子：方法としての行動療法．金剛出版，2007.
11) 山上敏子：強迫性障害の行動療法における"動機づけ"．In 飯倉康郎編著：強迫性障害の行動療法．pp.239-251, 金剛出版，2005.

| 第11章 |

行動療法を生かすための薬物療法

芝田寿美男

I　行動療法に含まれる技術

　行動療法と呼ばれる精神療法の技術体系には，大別して2通りの技術が含まれている。ひとつは対象を認識把握する技術であり，もうひとつが対象を変容する技術である（図1）。
　ご存知のように行動療法を用いた治療とは以下のように展開される。精神症状を含む臨床に存在するさまざまな問題を，行動という単位でできるだけ具体的に把握し，その行動相互を刺激－反応の連鎖によって結びつけて理解する。これが行動分析である。その上で患者の主訴を中心として，何がどうなればよいのかと，具体的な治療の対象と目標を定めていく。治療目標を達成するためには，どんな行動を学習する必要があるのか，行動分析に基づいて考える。不適切な学習を修正するのか，不足している行動を獲得させるのか，過剰な不安反応を軽減するのか，それぞれ行動分析から必要となる学習を明らかにする。その結果に沿って，学習に関する理論や治療技法を適用して必要な学習を手助けしていく。ここで用いられる治療技法の代表格が，曝露反応妨害法（以下ERP）やモデリングや認知再構成法などである。治療目標が達成できたかどうかは，目標行動の出現頻度によって評価され，達成できてなければ行動分析や選択された治療技法を見直していく。行動療法による治療とは，ひたすらこの繰り返しだと考えられる（図2）。
　行動療法に関する誤解で最も多いのは，行動療法という治療法をERPなり治療技法のことだけだと思い込んでしまうことである。そのためにERPを用

第11章　行動療法を生かすための薬物療法　177

```
┌ 対象を認識把握する技術
│     事象を「行動」という枠組みで捉えて，刺激−反応の流れで把握する技術
│         例）行動分析，課題分析，など
│
└ 対象を変容する技術
      過剰な不安反応を軽減させたり，不足している行動を学習させるため用いられる技術
          例）曝露反応妨害法，認知再構成法，モデリング，トークン・エコノミーなど
```

図1　行動療法に含まれる技術

---
a）問題を具体的な行動として理解
　　刺激−反応の連続として理解（＝行動分析）
　　（例えば，〜の状況で，〜と考え，〜と感じ，〜をしてしまう，というように）
b）具体的な治療目標
c）「学習」に関する理論や治療技法を利用
d）変化を明らかにする（とくに行動の頻度）

図2　行動療法の特徴

いるかどうかという内容を，行動療法の適応であるかないかという表現をしてしまう。上述のようにERPなり治療技法はそれ単体では単なる技法であり道具にすぎないから，治療技法だけでは治療法として成立しない。行動分析によって症状や問題を理解して治療の対象と目標が定められた上で，必要に応じて適用される経過を経て，はじめて治療技法は行動療法という治療法を構成すると考えられる。行動分析がきちんとしていなければ，症状や問題の理解ができないし，治療の対象と目標も定まらない。それは治療技法をどこにどう使っていいのかわからないということを指す。行動療法で大事なのは行動分析であると繰り返される意味は，ここにあるのだと思う。

　では，薬物治療は行動療法の技術体系の中で，どう位置づければよいのであろうか。

II　向精神薬について

　向精神薬と呼ばれる化学物質は，その歴史が証明するように偶然の産物であ

る。向精神薬がどのような変化をもたらすのか，すべてがまだ判明したわけでないと思う。しかも精神活動に作用する物質は，化学変化としてどういった変化が生じるのかは解明できても，個人の体験としてどのような変化が生じるのか不確かで不明瞭すぎるきらいがある。それは歴史が古く最も身近な精神作用物質である，アルコールを考えてもらえればわかりやすいと思う。麻酔薬のように昏睡が生じるかどうかというレベルでの作用は統一可能だが，個人の体験を変容させるレベルでは個体差が大きすぎる。現代における向精神薬を用いた治療でも，依然としてこの特徴は問題として残っている。

　人類の歴史において，精神作用物質を個人が単独で利用することはなるべく避けられてきたように思う。祭司であったり治療目的であったり，他者との関わりの中で，精神作用物質が引き起こす変化を共有しながら用いる配慮がそこに感じられる。依存や乱用などの危険を回避すべく，社会的な安全弁が機能していたのではないだろうか。特定集団において精神作用物質が引き起こす変化の意味を共有すること，それがすなわち文化なのだと思うが，精神作用物質とはその意味をまとうことではじめて安全に利用できる，やっかいな代物なのだと考えざるを得ない。

　われわれ精神科医が患者に向精神薬を用いる場合にも，同様の指摘が可能だと思う。例えば不安障害と診断した患者に，抗不安薬を用いたとする。抗不安薬を投与することで不安が改善するというのは具体的にはどういった体験なのか，そしてその体験によって不安障害と呼ばれた問題のどこがどう変化していくのか，意味づけられて共有されなければ，抗不安薬によって生じる化学変化は宙ぶらりんのままである。抗不安薬によって特定場面で生じる動悸や息苦しさは軽減するかもしれないが，消失することは難しいであろう。抗不安薬を内服しただけでは，特定場面におもむく緊張感自体が軽減することは少ないであろう。しかし患者が「抗不安薬によって不安が改善する」とだけ説明されて投薬を受けたなら，動悸や息苦しさが消失していないから薬効が不足していると考えるかもしれないし，特定場面での緊張感も薬で感じなくなるはずと思い込むかもしれない。

　一般的に広場恐怖を伴うパニック障害の治療には，広場恐怖の症状に対し適切な不安に曝露することで habituation（馴化）を生じさせる必要がある。それなのに不安を回避する目的で抗不安薬が用いられたならば，治療にならず単

なる抗不安薬の乱用を招きかねない。パニック発作が起きることや外出することの恐怖感を和らげるために，つぎつぎと抗不安薬を内服し続ければ，薬物乱用を助成する結果となるからである。それでは抗不安薬を用いても，パニック障害の治療とはならない。抗不安薬には一時的な不安緊張軽減効果しかないことを共有し，広場恐怖を生じる場面に対して曝露法による治療を行いやすくするための手段として用いる必要がある。そう意味づけた上で，ようやく抗不安薬を投与することが，広場恐怖を伴うパニック障害の治療になるのだと考える。

　まず向精神薬によって生じる変化を患者の体験として意味づける必要がある。さらにその体験が精神疾患においてどういう役割を果たすのかを位置づける。そこから向精神薬による変化を，精神疾患の治療という方向に利用できれば，ようやく薬物を用いた治療法が成立するのではないだろうか。向精神薬単独では単なる化学物質にすぎず，精神疾患とは特定の化学変化の状態だけを指す言葉ではない，ということだと思う。

Ⅲ　症例提示

　先に行動療法に含まれる技術には2通りあると説明した。このうち対象を変容する技術の中に薬物治療が含まれるのだと筆者は考えている。
　薬物治療が重要な役割を果たした強迫性障害の症例をあげて，行動療法の中で薬物治療がもつ意味を考察していきたい。なおプライバシーに配慮して症例の細部は変更してある。

【症例】20歳代半ばの女性
【主訴】「自分のすることすべて気になる」
【生活歴】
　同胞3人第2子長女。高校卒業後，ゴルフ場や工場に勤務したが，長続きしなかった。20歳で結婚し主婦となるが1年半で離婚。23歳から今の彼氏と付き合い始め，一人暮らし。彼氏とは実質夫婦に近く，関係はうまくいっている。
【現病歴】
　20歳頃に近所に変質者が出没する事件があり，一時的に戸締まりや外出に対して強迫的になったが自然軽快したことがある。

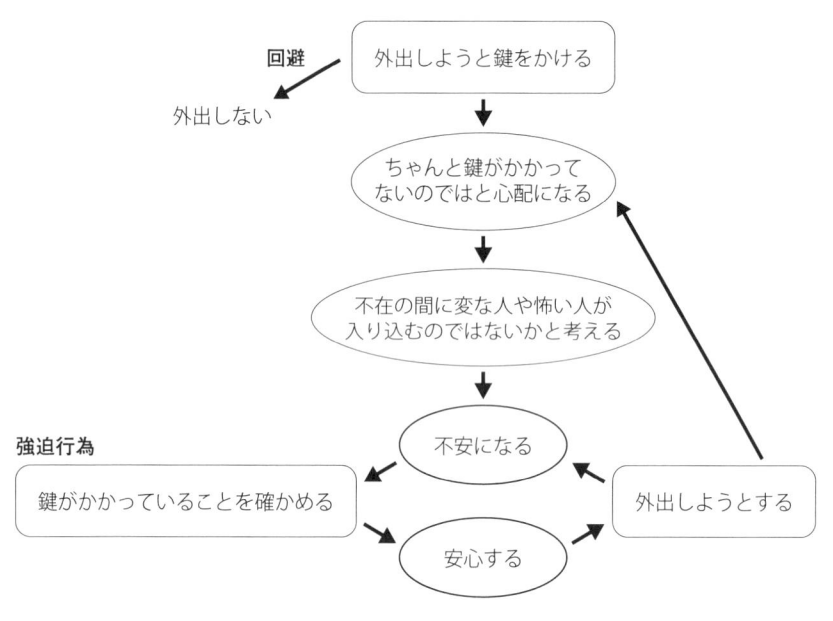

```
                  回避      外出しようと鍵をかける
                ←
           外出しない            ↓
                         ちゃんと鍵がかかって
                         ないのではと心配になる
                                ↓
                         不在の間に変な人や怖い人が
                         入り込むのではないかと考える
                                ↓
  強迫行為                    不安になる           外出しようとする
  鍵がかかっていることを確かめる   ↓    ↑
                              安心する
```

図3　強迫症状の行動分析①

　24歳頃から特にきっかけなく戸締まりの確認が増えた。
　「怖い人や変な人が忍び込むのでは」という強迫観念から，次第に独りでの外出ができなくなった。不安のため動作の区切りで手を洗わないと落ち着かなく，縁起のいい数の倍数繰り返す儀式行為が頻回になった。
　さらに受診の半年程前，洗濯物に赤い小さな虫がついたことから「虫がついて病気になるのではないか」と心配になり洗濯物を外に干せなくなった。更衣のたびに虫がついてないか確認し始めた。彼氏を強迫行為に巻き込み，洗濯を代行してもらうようになった。着られる洋服が限定され，化粧もほとんどできなくなった。
　不安でたまらず，1週間分の日課表を作成しその通りに過ごさないと落ち着かないなど，生活障害は次第に拡大したため，彼氏が治療先を調べ当科を受診した。

【治療経過】
　治療1カ月目：初診時すでに，患者なりに戸締まり回数を1回に我慢して，手応えを感じていた。強迫症状に関して治療ガイドを導入して心理教育を行い，

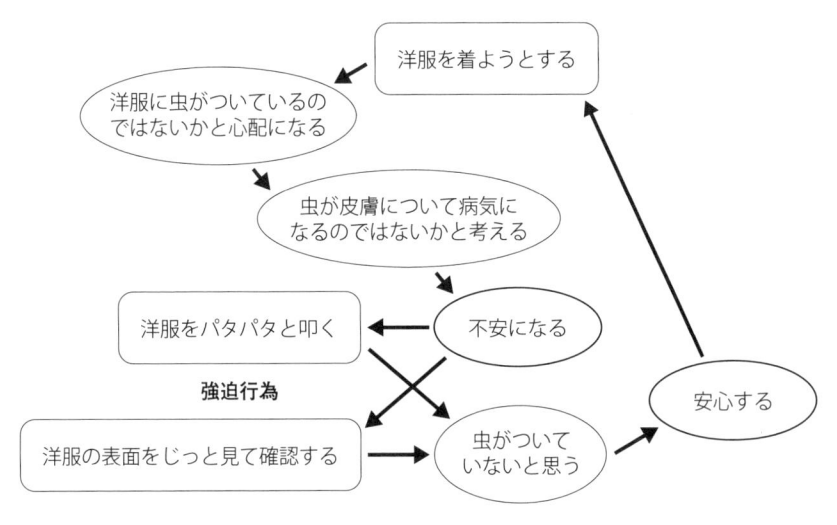

図4 強迫症状の行動分②

がまんできるとのことで、すぐに日課表作成は中止できた。

この症例の強迫症状に関して、行動分析は図のようになる（図3，図4）。強迫観念は大きく2通り、「変質者が自宅に忍び込むのではないか」と「虫が皮膚について何か病気になるのではないか」というものである。

行動分析の結果でわかるように、不安が介在した強迫症状であってERPを中心とした治療の適応と考えられた。それは初診時に患者が九州大学精神科行動療法研究室のホームページを見ることで、戸締まりの回数を減らすなどERPを試みて手応えを感じていたことからも裏付けられる。

強迫行為を行わない方がかえって楽だという自覚を引き出し、戸締まりに関する治療課題を進め、虫に関する強迫症状での不安階層表を作成した。こういったERPを用いた治療によって、SUD（主観的不安評価尺度）：40あたりまでの治療課題はクリアーできた。

同時にフルボキサミンによる薬物治療を開始し、治療2カ月目に入る頃には漸増して充分量の200mg／日まで投与した。

この症例で気になったのは、元来あまり知的機能が高くなく、能力的に心細さや不安を感じやすい人だと思われたことである。そのために一人暮らしとか変質者が出没したなどの、不安緊張が高まりやすい状況で強迫観念が出現しやすく、軽度精神遅滞の適応不全症状としての強迫症状という側面が感じられた。

```
         ┌─────────────┐
         │ 不安緊張の高まり │
         └──────┬──────┘
                ↕                        ┌─────────────┐
         ┌─────────────┐                 │ 洋服を着ようとする │
         │ 身体がむずむずした感じ │              └──────┬──────┘
         └──────┬──────┘                        ↓
                ↓         ┌──────────────────┐
                          │ 洋服に虫がついているの │
                          │ ではないかと心配になる │
         ┌─────────────┐  └────────┬─────────┘
         │ 虫がいるんじゃないかと考える │──→      ↓
         └─────────────┘   ┌──────────────────┐
                           │ 虫が皮膚について病気に │
                           │ なるのではないかと考える │
                           └────────┬─────────┘
                                    ↓
                               ┌────────┐
                               │ 不安になる │
                               └────────┘
```

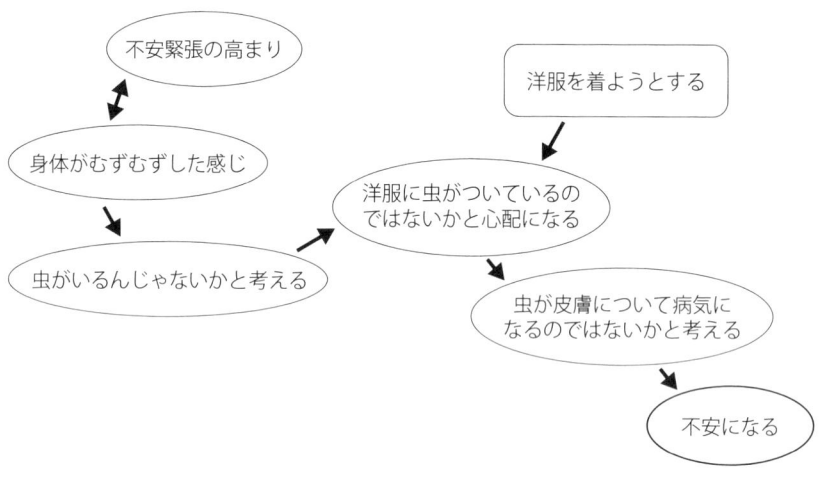

図5　ハプニング以降の行動分析

それでも行動分析の結果からは ERP の適応と考えられたわけで，実際に施行した結果も有効性を示した。

治療2カ月目：ERP による治療は順調に思えたが，特に誘因なく「屋外の虫が気になる」訴えが増悪するなど，動揺をみとめた。

SUD：50 程度まではクリアーできたが，実際に治療をしてみると虫に関する治療課題の難易度は高かった。そのため不安階層表を組み直しながら，ERP による治療を進めた。ERP により，徐々に強迫観念が出現しにくくなる治療効果が得られた。ひさしぶりに美容室に出かけられたなど，生活障害が明らかに改善し始めた。

治療3カ月目：自分で洗濯をして室内に干す，服を確認せずに着るなど，徐々に治療課題を進めていくことで，服に関する強迫観念と不安も下がり始めた。

治療4カ月目：部屋着のまま庭に出ることができるようになり，服を着ることが楽になることで，外来時にもおしゃれをして来られるようになった。

治療5カ月目：室内に大きな虫が入ってくるというハプニングが起き，パニックとなった。それから虫に関する強迫観念が生じやすくなり，強迫観念以外でも動揺しやすくパニックを起こしやすい状態が続いた。それでも患者は強迫行為をしないように頑張って，ERP による治療課題を進めようとしていた（図5）。

治療6カ月目：ハプニング以降，不安が増大しやすく強迫症状が動揺しやすい状態が続くため，新しいERPの治療課題を進められなくなった。しかし強迫行為を我慢する患者の努力で，これまで改善した症状は維持されており，例えば部屋着のまま庭に出るといった行動がとれていた。

　フルボキサミンを増量することで不安緊張を下げられるかもしれないが，すでに充分投与量であり増量による効果がどこまで期待できるのか不確かであった。ハプニング後の時間経過で再び不安緊張状態はもとに戻ると予測したので，これまでの治療効果を維持させながら時間経過を待てば，ERPによる治療が再開できると考えた。

　しかしハプニングの数日後また虫が室内で見つかりパニックとなり，不安緊張がなかなか下がらなかった。虫に対して過敏になりすぎており，「虫が皮膚について何か病気になるのではないか」という強迫観念が起こりやすいままであった。強迫観念が生じることで不安緊張が繰り返し高まっており，自然経過だけで不安緊張の軽減は期待しにくく，ERPによって強迫観念の出現を軽減させることも難しいままであった。

　薬物治療としてフルボキサミン200mg／日に加えアリピプラゾール12mg／日を追加処方した。

　治療7カ月目：服を着る時にまったく強迫行為をせずに着られるようになるなど，強迫症状に関する劇的な改善がみられた。まだ生活の端々に強迫行為は認められたので，その上でERPによる治療課題を進めた。

　患者が勘違いしてフルボキサミン100mg／日とアリピプラゾール6mg／日に減量して内服していたが，治療効果は維持されたためにこの投与量で続行した。

　庭に洗濯物を干せるようになり，たとえ実際に虫が出ても気にならなくなってきた。途中から薬物治療を自己中断していたが変化なく，さらに薬物治療中止後2週間以上経過を見たが，改善は維持されていた。彼氏からの評価でも症状改善は確認された。

　治療8カ月目：薬物治療を中止したままで，経過観察のために約1カ月後に来院してもらった。

　強迫症状は改善したままで，たとえ室内に虫が出ても邪魔なら殺すし見失っても気にせず放っておけるし，洗濯物をまったく抵抗なく屋外に干すことがで

きていた。強迫症状の成り立ちと増悪のメカニズムに関して頭に入っており，もしも強迫症状再燃などの変化があれば連絡をもらうよう伝えた上で，いったん治療終結した。

終結後約10カ月たった頃，バッタが飛んでくるハプニングと，隣の家に痴漢が出没する騒ぎが重なった。それからまた「虫がついて病気になるのではないか」という強迫観念が浮かぶようになり，服を払わないと家の中に入れないなどの強迫行為が出現してきた。

今回は強迫行為をしないように心がけたため，以前ほど強迫症状が悪化することはなかった。それでも強迫観念が浮かぶことが治まらず苦痛であると電話連絡があり，終結後約1年で当科再診した。

フルボキサミン100mg／日にアリピプラゾール6mg／日で薬物治療を再開し，強迫観念およびそれに伴う混乱が軽減した。同時にERPによる治療も行った。治療再開後1カ月強で，虫のことはまったく気にならなくなり強迫行為もみとめられず，親族の仕事を手伝い始めるなど生活適応も良好である。

結局フルボキサミンは中止し，アリピプラゾール6mg／日のみ維持療法としての薬物治療を継続している。

【本症例での薬物治療に関する考察】

治療初期において，SSRIであるフルボキサミンによる薬物治療を平行したのは定石と呼べばそうなのだが，病的不安を軽減させることで強迫観念が生じにくくなる効果を期待した。初診時には特定の先行刺激，例えば外出しようとするとか，たたんでおいた服を着ようとするなどの行動がなければ強迫観念は生じないように見えたので，薬物治療を用いずにERPだけで治療することも可能だったと思う。患者が薬物治療を拒否したなら，それも考えたかもしれない。ただ，先述したように軽度精神遅滞の適応不全症状という側面がありそうなので，薬物治療で全体の不安緊張を下げておけば，今後何かトラブルや生活上の問題が起きても不安緊張が高まりにくく強迫症状が増悪しにくいのではないかと期待した。それに初診時あまりにもビクビクした状態が目立ち，いくらか不安緊張を下げておかないと，ERPを続けるのも大変だと心配したからでもあった。

ERPという治療技法が有効なことは，強迫症状の行動分析から予測できた。ERPの結果，habituationが生じてそれまでできなくなっていた生活行動（例

えば美容室に行くとか，化粧をして外出するなど）が可能となった。彼氏からの客観的評価でも症状改善は裏付けられ，ERP を中心とした治療は有効であった。

　このまま ERP を用いることによって治療目標は達成されると考えられたが，治療5カ月目のハプニングによって一変した。大きな虫が室内に侵入するエピソードから不安緊張が高まったままになってしまい，ERP を行っても不安が軽減する体験が生じにくくなってしまった。すなわち habituation が生じにくくなったわけで，新しく ERP の治療課題を行っても治療効果が期待しにくいことを意味した。また同時に，フルボキサミン充分量の投与によって，ハプニング時に病的な不安緊張が増悪するのを防げるのではないか，という予測が裏切られたことも意味した。

　ではこの時期ハプニング以降，常に不安緊張状態が持続しているのかといえば，そうともいえない。ハプニング直後は別として，庭にプチトマトを育て始めるなどの生活の様子からも，さほど不安緊張が高まっていない時間帯もある様子がうかがえた。ハプニング以降も不安緊張が高まるのはあくまでも強迫観念が出現するからであって，病的な不安緊張が持続していたからではないように思えた。そこで考えたのは，全体的な不安緊張状態を下げるというよりは強迫観念の出現を選択的に軽減すればよいのではないかということである。しかしこれまで有効であった ERP によって，強迫観念および不安の出現を軽減させることには先述のように限界がある。

　そこでアリピプラゾールを用いた薬物治療を試すことを考えた。アリピプラゾールというのは統合失調症の治療薬として開発され，さまざまな薬効を呈する薬物なのだが，強迫性障害に対するエビデンスはまだ確立していない。症例報告のレベルではあるが国内外ともに，難治性の強迫性障害に対する SSRI への augmentation を中心とした有効例が報告され続けている[1,6,7]。筆者のこれまでの経験例からも，アリピプラゾールには強迫観念やフラッシュバック体験などのような，突発性の思考行動の出現を減少させる効果があるように思う。あくまでも個人的な印象ではあるのだが，フルボキサミンなどの SSRI は不安を軽減させることで強迫観念の出現を軽減させるのに対し，アリピプラゾールは強迫観念という思考行動そのものを軽減させるようである。この症例では薬物治療の変更は実に有効で，再発後の経過などから考えてフルボキサミンに

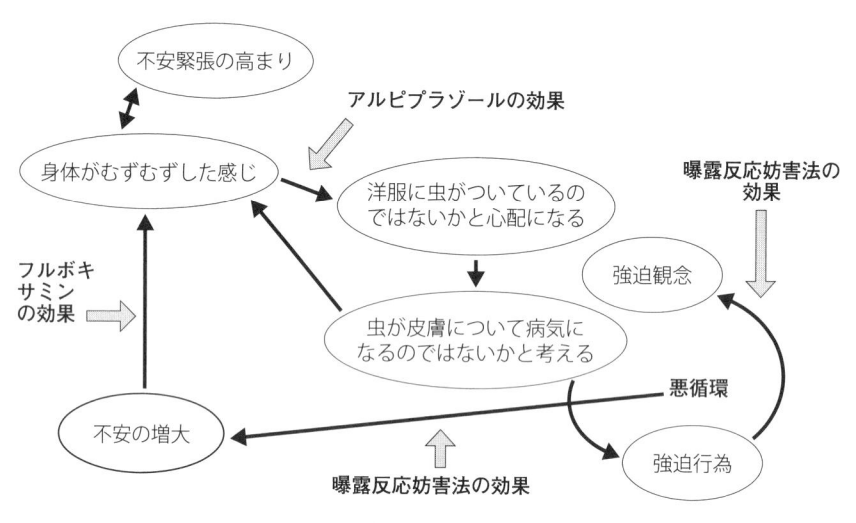

186　第Ⅳ部　行動療法を使いこなす臨床家になるために

図6　それぞれの治療効果の行動分析

アリピプラゾールを追加したから有効だったのではなく，アリピプラゾール単剤で充分有効だった可能性が高いと考えている。

　患者の場合，不安緊張状態が高まることで強迫観念が出現しやすくなり，強迫観念が出現し続けることで不安緊張状態が維持される。そのため強迫観念が出現しやすくなってしまうと不安緊張だけを下げることは困難になる。強迫行為をすることで強迫観念の出現は維持増悪されているのではあるが，何かで不安緊張状態が高まればそれだけでも強迫観念の出現は増悪しうる。強迫観念に伴う不安緊張状態は ERP によって habituation を生じさせることによって軽減できるが，病的に全体的な不安緊張が高まったままだと habituation 自体が生じないため，ERP だけでは強迫観念の出現も軽減できにくくなる。ハプニング以降は充分な SSRI 投薬を受けながらも，たやすく不安緊張が高まりやすく，かつ同時に強迫観念が出現しやすい状態に陥っていたように思う。強迫観念の出現と不安緊張状態との相互悪循環は先述の通りである。ERP によって強迫行為による強迫観念の維持増悪を治療することは重要だが，それだけでは不充分で，不安緊張が高まった状態でも強迫観念が出現しにくいような治療が必要であった。そのためにアリピプラゾールを用いた薬物治療が有効だったと考えている（図6）。

　ERP による治療が行えていたから，症状増悪時や再発時にある程度以上に

悪化することが防げたことは重要だと思う。何よりきちんと行動分析を行い，ERPによる治療を行っていたからこそ，それで不充分な点が発見できた。治療として必要な行動の改変を行うために，ERPだけでは不充分ならば，どこをどう変化させるために介入が必要で，そのために薬物治療がどう期待できるのかと考え治療している点を強調しておきたいと思う。

Ⅳ　行動療法での薬物治療の意味，位置づけ

　実例から少しわかってもらえたのではと思うが，行動療法において薬物治療を用いる場合に「強迫性障害を治療する」とか「うつ病を改善させる」などという疾患レベルでの大雑把な目的で用いることは，少なくとも筆者の場合には考えにくい。ある特定の行動を増加させたり減少させたり具体的な目標を立て，そのためにはどこの部分をどう変容すればよいのかと行動分析に基づいて考え，必要となる変化を期待した薬物治療を行うように心がける。その結果は治療目標の達成によって評価され，達成度合いは目標行動の出現頻度により把握できる。治療目標が達成されなければ，他の薬物を用いて必要な変化を生じさせるか，行動分析そのものを修正していくのである。

　例えば先の症例だと，フルボキサミンという薬物は全体的な不安緊張を下げることでERPを利用した学習を行いやすくするために用いているし，不安緊張が高まる出来事があった時に強迫観念の出現を増悪させないという目標にも用いている。ERPは順調に行えたので前者の目標は達成できたが，後者の目標は達成できなかった。そこで不安緊張状態を軽減させても強迫観念の出現は防止できないのではないか，と行動分析に修正を加え，アリピプラゾールを用いることで強迫観念の出現自体を軽減させることができたと考えられる。

　こう見ていくと薬物治療は，行動療法においてERPなどの治療技法と非常によく似た役割を果たしていることがわかる（図7）。治療技法がそれ単体では道具にすぎず，行動分析に基づき治療の目標に向けて用いられることではじめて治療法として成立するのと同じく，薬物治療もそれ単体では治療法たり得ないのではないだろうか。

　さらに薬物治療において向精神薬というのは，疾患によってまた行動分析ごとに必要とされる機能が異なるように思う。これは同じひとつの向精神薬が，

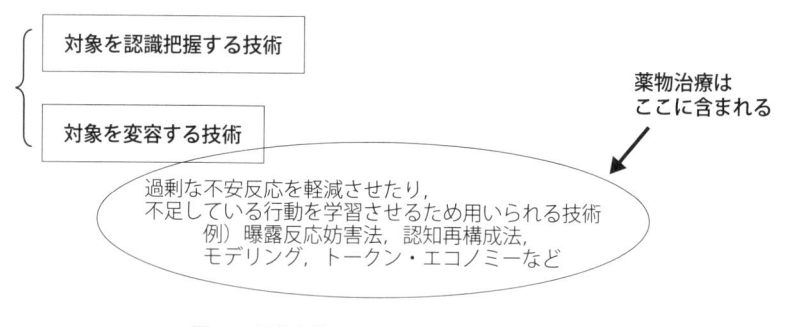

188　第Ⅳ部　行動療法を使いこなす臨床家になるために

```
       ┌─ 対象を認識把握する技術
       │
       └─ 対象を変容する技術                    薬物治療は
                                              ここに含まれる
           過剰な不安反応を軽減させたり，
           不足している行動を学習させるため用いられる技術
           例）曝露反応妨害法，認知再構成法，
               モデリング，トークン・エコノミーなど
```

図7　行動療法における薬物療法の位置づけ

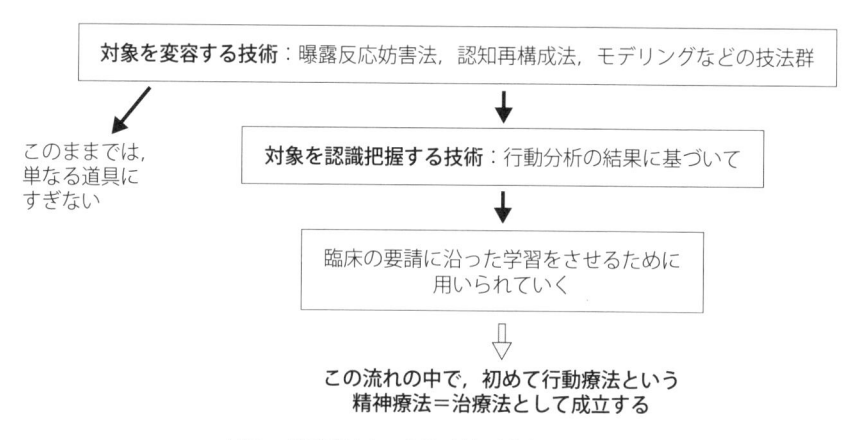

```
   対象を変容する技術：曝露反応妨害法，認知再構成法，モデリングなどの技法群
                            ↓
 このままでは，        対象を認識把握する技術：行動分析の結果に基づいて
 単なる道具に
 すぎない                    ↓
                      臨床の要請に沿った学習をさせるために
                      用いられていく
                            ⇩
                   この流れの中で，初めて行動療法という
                   精神療法＝治療法として成立する
```

図8　行動療法という治療法が成立する過程

マルチに活用できる治療技法のような役割を果たすことを意味する。その薬物で生じる変化が行動分析の中で，どの部分をどう変容させる役割として位置づけられるかにより，薬物治療の効果が異なった性質として把握される。当然のこととして，同じ薬物がまったく別の疾患に有効性を示すという結果が招かれる。例えば同一の抗うつ薬がうつ病にも夜尿にもADHDにも有効で，同じ抗精神病薬が統合失調症にもせん妄にもチックにも有効であるのは，薬物治療の意味づけと行動分析における位置づけが異なることによるのだと考えられる。

　行動療法を治療技法のことだと誤解しやすい人にはわかりにくいかもしれないが，薬物治療も行動分析に沿って治療目標に向け，特定の行動変容のために用いてはじめて治療法になる。薬物治療も行動療法の治療技法も，治療にとっ

て必要な学習を行うための道具にすぎないと考えている（図8）。

V　精神療法と薬物療法

　薬物治療によって生じる変化を行動分析によって意味づけし，行動分析に基づいて治療のために必要とされた行動を学習させる目的で，治療技法とともに適用していく。これが行動療法における薬物治療の用い方であるし，他の精神療法でも意識するしないは別として，類似の用い方をしているはずだと思う。
　これを医療における外科治療になぞらえてみるとわかりやすいかもしれない。いくらよく切れるメスがあろうと巧みな縫合技術があろうと，それだけでは治療法として成立しない。適切な場所を切開して，例えば腸管であればより通過障害が生じにくい縫合を行うことによって，はじめて外科治療という治療法が成立する。どこを切ればよくてどうつなげばよいかという，知識と経験があってはじめて治療法なのである。素人がいくらよい道具を持っても外科治療はできないし，知識と経験があってもまったく道具がなければ適切な外科治療はこれまたできない。精神科治療も同じ医療行為として，外科治療とそう違いはないはずである。精神科治療には視覚化可能な情報が少ないため，単に混乱をきたしやすいだけだと思う。行動療法において治療技法や薬物治療は，このメスや縫合技術に相当するわけである。行動分析という技術によって，腸管の構造がどうなっていて病変がどこにあるのか把握した上で，適切に治療技法や薬物治療を用いて，病変を切除した上で腸管が正常に機能するように縫合していると考えてみれば，行動分析と治療技法，薬物治療との関係がわかりやすいのではないだろうか。
　精神科医が薬物治療を行う場合には，向精神薬が引き起こす変化の意味と，その変化による治療効果を評価していく作業をしている。精神療法を学んだことがないと自称する精神科医であっても，例えば精神現象や精神医学用語の中に先人の精神療法文化の名残が存在しており[2)]，そこに基づいて薬物治療を行っている。厳密には薬物療法という治療法は存在し得ないし，精神療法に沿った薬物治療が行われているだけだと思う。例えば精神科のトレーニングをまったくしていない医師が向精神薬を用いた場合に，なんともいえない違和感を感じてしまうことがないだろうか。それはつまりこういうことであって，精神科

治療における意味と役割が欠如した薬物治療は，治療法として成立しないことを意味するのだと思う。

　精神科医の中に時たま，自分が精神療法は行わず薬物療法だけ行っていると発言する人がいる。そんなことが可能なのかと我が耳を疑うのだが，そう発言する医師にとって精神療法とは，とても狭い意味をもつ言葉なのであろう。向精神薬を投与することによって生じる変化をどう意味づけし，何をもって評価するのかという，考え方の枠組みに精神療法を用いている自覚が薄いのだと思う。自覚的になったほうが精神科の治療はうまくいくのにと，少しだけ残念に思う。

参考文献

1) Chiaie RD, Scarciglia P et al：Aripiprazole augmentation in patients with resistant obsesive compulsive disorder: a pilot study. Clinical Practice & Epidemiology in Mental Health, 7: 107-111, 2011.
2) 原田憲一：精神症状の把握と理解．中山書店，2008.
3) Healy D：Let Them Eat Prozac: The Unhealthy Relationship Between the Pharmaceutical Industry and Depression. New York Univ Pr, 2006.（田島治監修：抗うつ薬の功罪．みすず書房，2005）
4) 飯倉康郎編著：強迫性障害の行動療法．金剛出版，2005.
5) 飯倉康郎：精神科臨床における行動療法．岩崎学術出版社，2010.
6) 川上正憲，中村敬，中山和彦：Aripiprazole の投与が有効であった強迫性障害の3症例．精神科治療学，25(10); 1379-1383, 2010.
7) 興津裕美，長谷川大輔，坂元薫，石郷岡純：Fluvoxamine への aripiprazole augmentation 療法と曝露反応妨害法の併用が著効した重症強迫性障害の1例．精神科治療学，24(5); 617-621, 2009.
8) 山上敏子：方法としての行動療法．金剛出版，2007.

| 第 12 章 |

「行動療法家」の訓練
行動療法の治療者として自立できるための研修体験

飯倉康郎

Ⅰ　はじめに

　行動療法は精神科臨床全般にわたって役に立つ普通の臨床技術であると筆者らは常々実感してきた。しかし，日本だけでなく，欧米の精神科臨床に携わる者の中では，行動療法が特定の疾患に対する特別な治療技法として捉えられているというような印象がある。欧米の行動療法の研修プログラムについても，研修経験者やそれを見聞した人からの話から判断すると，決められた短期間の治療プログラムを上級者からスーパーバイズされながら訓練するというやり方が多いようである。筆者も，米国で有名なE. Foa博士のところで研修を受けたが同様のやり方であったことを覚えている。もし，筆者らが九州大学や肥前精神医療センターの行動療法研究室で指導されたり指導したりという経験がなければ，行動療法という治療の捉え方も限定的になったのではないかと思っている。

　筆者らは，広く役に立つ普通の行動療法が日本の精神科臨床に深く浸透してほしいと願っている。そのためには，上級者に指導されている時のみ限定的に行動療法を行う治療者だけではなく，行動療法を中心手段とした精神科臨床を自らの考えで行うことができる治療者が増加することが不可欠であると思っている。このような「行動療法治療者として自立できている臨床家」を本章では，"行動療法家" と称することにし，"行動療法家" を育てるための訓練について自らの体験をもとに述べることにした。

　筆者らは，山上敏子先生が創始した行動療法研究室（九州大学や肥前精神医

療センターなどの関連医療機関）に所属している．それらの場所において，筆者らがこれまで行ってきた（受けてきた）臨床研修の特徴をひとことで説明すると，辛抱強く仮説－検証を繰り返す泥臭い治療体験であると考えている．そして，一見遠回りで効率的ではないこのやり方が，普通の臨床技術としての行動療法を習得する上では非常に有効であることを実感してきた．そこで，本章では，筆者らの行動療法研修において実際にどのような体験をしていくのかをできるだけ具体的に伝えたいと考えた．これから研修を受けたいと思っている治療者が"行動療法家"になるための参考になるのではないかと思ったからである．とはいっても筆者らのメンバーの中においても体験してきたことの差異は少なくない．そのため，本章では話をわかりやすくするために，あえて筆者自身の個人的な研修体験や研修者を指導した体験を振り返って述べることにした．以下，肥前精神医療センターでの研修体験，同センターでの指導者としての体験，米国留学での体験，という3つの項目を中心に述べた後，考察において，"行動療法家"を育てるために大事なことに関する私見をまとめて述べたい．

II　肥前精神医療センターでの研修体験

　筆者は1年目九州大学，2年目民間の精神科病院で研修医をした後，3年目に肥前精神医療センター（以下「肥前」と略する）で勤務するようになった．2年目の時に，山上先生がそれまで書かれていた論文を読んで肥前での研修の準備をした．山上先生の論文は行動療法を行いたいという動機づけを高める効果があった．

　筆者がレジデントとしてはじめて肥前に行った時，肥前でのその当時の研修体制は行動療法に限らず自由そのものであり，現在のようなはっきりした研修プログラムはなかった．その頃の伝統としては，「上級医師に聞けば親切に教えてくれるが聞かなければ放っておかれる」というようなものであった．

1．患者の主治医になるまでの流れ

　山上先生からは，どのような患者を診たいかを聞かれたため，強迫性障害を中心とした不安障害の患者をもちたいと希望した．それによってレジデントの間はその圏内の患者を多くもたせてもらった．主治医になるシステムは，筆者

が新患の予診をとって，山上先生が本診をして，その後入院になる場合に主治医にしてもらうというパターンが多かった。

　山上先生の本診に立ち会えた経験は非常に衝撃的であった。実際の患者との面接は繊細で，患者の生の言葉や考えを聞き出したり，患者にどうしたいのかを決定させることで治療に主体性をもたせる技術は驚くべきものであり，行動療法は奥が深い精神療法なのであるという認識を強くもった。

2．患者の治療についての山上先生の指導

　入院治療では，山上先生と一緒に患者の面接をすることは少なかった。これは一緒に面接をすると実質上の主治医でなくなると筆者が考えたからである。多くの患者が山上先生を紹介されて受診しており，本診での山上先生のインパクトが強いため，実質上の主治医であるためには，患者の信頼を勝ち取る必要があると考えた。そのために，一生懸命時間をかけて関わること，治療の初期に少しでも楽になったと患者が感じられるようにすること，などを心がけるようにした。

　一方，患者の治療に関してはしばしば山上先生に報告した。その際，先生はよく話を聞いてくれて褒めてくれた。そして問題点を指摘して適宜助言をくれた。特に，「患者にぴったり張りついて，患者が何を考えてどのように過ごしているのかをしっかりと把握すること」を強調された。また，自らの過去の治療体験などを語ってくれたことは参考になると同時に励みになった。

3．看護師との関わり

　肥前に来て，神経症圏の患者の入院治療を行う際に，看護師の役割が非常に大きいことにまず驚いた。はじめは看護師が自信をもっていて強そうに見え，実際にいろいろな意見を言われることがあった。その中で，患者の1日の行動を把握するのには看護記録をしっかり読むことや，看護師に直接尋ねて情報を収集することが大切であることがわかった。また，看護師に治療行為をしてもらうためには，その意図をいかにわかりやすく伝えるかが鍵であることもわかった。

4．ケースをまとめてプレゼンテーションすること

　肥前でのはじめの2年間は九州大学での行動療法カンファレンスに参加し

た。その中で肥前で治療しているケースをプレゼンテーションして上級医師から指導を受けた。

また，2年目からは行動療法学会や地元の研究会などでプレゼンテーションを行った。その準備にあたっては，上級医師からケースのまとめ方などの指導を受けた。学会そのものよりもそれを準備する過程でのディスカッションが非常に有益であった。ケースをまとめるという作業は自分の治療を客観的に見直すことになり，それによって治療技術が向上したことを実感した。また，発表では，行動療法に関しての自分の意見が言えたという達成感を感じることができた。

Ⅲ　肥前精神医療センターでの指導者としての体験

肥前3年目からは，神経症治療病棟の病棟医長や行動生理研究室の室長になった。これまでと継続して上級医師の指導を受けながら，一方で行動療法の研修を希望するレジデント医師に対して指導する役割も担うことになった。

1．入院患者の主治医への指導体制

基本的に，新患で受診した患者の予診をレジデントにとってもらい，行動療法グループの精神科医が本診をして，その後，その患者が入院した場合に予診をとったレジデントに主治医になってもらうことが多かった。これは，できるだけはじめから連続的に患者の治療経過を追えるようにするためであった。本診医にはそのまま指導医になってもらうようにした。

患者の入院後，指導医は，基本的な治療方針についてレジデントと話し合い，治療をできるだけレジデントひとりで行ってもらうようにして，間接的に指導した。しかし，患者との間で大きな問題があった時は，指導医も一緒に面接に加わるようにした。

筆者は病棟医長であったので，病棟回診や看護師からの情報などから気づいた点をレジデントや指導医に伝えることを行った。また，山上先生は希望があればすべてのレジデントの治療の相談に乗ってくれていた。

2．看護師との関わりの指導

　入院後の病棟での新患紹介をレジデントに行ってもらい，その際できるだけ指導医も参加するような体制にした。指導医や病棟医長はレジデントが看護師に的確な指示を出せるように指導した。また，特に難しいケースの場合，病棟でトラブルが起こるとレジデントと看護スタッフとの関係がぎくしゃくすることがよくあったが，病棟カンファレンスで意見を出し合って治療方針を決めて行くようにした。その際，指導医や病棟医長も参加してディスカッションが円滑に行われるように配慮した。多くのレジデントはこうした経験を通して看護との関わり方が上手になっていった。

3．行動療法のケースカンファレンスの立ち上げ

　肥前で行動療法の勉強をしたいレジデントが増えたこともあり，週1回の行動療法のケースカンファレンスを行うことになった。そのカンファレンスにおいて，筆者は症例の選択と司会を担当した。治療途中の困ったケース，治療がうまくいってアピールしたいケース，レジデントがはじめて行う行動療法のケース，学会発表の予行，などが中心であった。症例は強迫性障害や摂食障害が多かったが，あえて統合失調症，うつ病，精神遅滞などをシリーズで行うこともあった。これは，行動療法の考え方が不安障害圏だけでなく，すべての疾患の治療の中で役に立つことを理解してもらうことが目的であった。

　多くの場合発表者はレジュメを作成し，時系列に沿って経過を説明するようにしていた。また，参加者が好きなことを発言して無理に結論を出さないことも特徴的であった。山上先生が参加されていることで，発表者にはかなりプレッシャーがかかっていたが，それが臨床を一生懸命がんばる原動力にもなっていたようである。

　このカンファレンスの大きな目玉は，同意があれば患者にも参加してもらう点にあった。その場でいろいろな質問に答えてもらったり，患者の方から聞きたいことを言ってもらったりした。参加を拒否したり，参加した後「緊張して疲れた」と述べる患者もあったが，「参加して勉強になった」とか，「やる気が出た」などと感想を述べる患者の方が多かった。他の治療者が患者に対してどのような質問をどのようなやり方で行っているのかをその場で見ることができるので，この患者参加方式はレジデントに好評であった。この進め方は次章で

紹介する九州大学にも引き継がれている。

4．インフォーマルな雑談的ディスカッション

行動療法のグループメンバーが増えると，カンファレンス以外でもいろいろな場面で治療に関するディスカッションが行われるようになった。病棟ナースステーション，外来休憩室，食堂，医局，医員室，などその場にいるメンバーや看護師などで気軽に意見交換したり愚痴をこぼしたりすることが多くなった。このような雑談的な雰囲気のディスカッションの中から，しばしば臨床のヒントが得られることが多かったと当時のメンバーは述べている。

5．レジデントのその後

多くのレジデントは1年間で不安障害の行動療法をある程度行えるレベルになっていた。90年代から2000年代前半までのレジデントは希望すれば2年以上肥前に腰を据えることが可能なことが多かった。筆者の印象としては，3年以上長く行動療法のグループ内で臨床や研究やディスカッションを繰り返している治療者は，不安障害のみでなく，その他のさまざまな精神科臨床において，ほとんど指導者に頼らずに，行動療法の考え方を用いた治療ができるようになっているように思える。

Ⅳ　米国留学での体験

肥前での臨床を約4年間経験した後，米国のE. Foa博士のところで主に強迫性障害の行動療法に関する研修を受ける機会を得た。字数が限られているのでここでは要点だけ述べることにする。

肥前で行動療法を学んだこともあり，留学先での治療そのものには驚くべきことはほとんどなかったが，次から次に論文を出している欧米の臨床研究のシステムに関しては学ぶべきものが多かった。

強迫性障害の治療は，すでに完成された外来プログラムがあり，セッション回数（15回）や1回のセッション時間（1.5〜2時間）が設定されていた。そのはじめから最後までオブザーバーとして治療を観察することができた。強迫性障害の治療者は4人であり，治療をする人と各種スケールを使って効果を

評価する人を効率よく分けていた。また，治療前後の時間を使って，専門性をさほど必要としない調査をリサーチアシスタントが行っていた。リサーチアシスタントは将来の臨床心理士を目指す人たちで，ここでの仕事が将来につながるために非常に動機づけが高かったのが印象的であった。

　治療契約のしかたや患者に治療に対する主体性をもたせるような面接テクニックなど参考になることは多かった。ただ，筆者は日本での治療を経験していたこともあり，米国のやり方をそのまま日本に適用してもうまくいかないだろうという感想を強くもった。それでも，この留学体験は，患者がおかれた文化や環境によって治療の進め方をどのように工夫すればいいのかというテーマについて考えるきっかけになったように思う。

Ⅴ　考察——"行動療法家"を育てるために大事なこと

　精神科臨床に携わる者が"行動療法家"になるかどうかは，その人の意志によるのでこちらが勝手に決めることではない。ただ，筆者としては，もっと日本に"行動療法家"が増えてほしいという願望がある。そこで，これまで述べてきた内容を整理して，"行動療法家"を育てるために必要と思われるポイントをあげて，筆者が理想的と考える行動療法の訓練に関する私見を述べる。

　図1は，初心者が"行動療法家"になるためにはどのようなことを体験すべきなのか，指導者はどのように関わるべきなのかについての筆者の考えをまとめたものである。以下，行動療法の研修のポイントについて検討を加える。

1．行動療法に関する啓蒙活動

　すべての精神療法に共通することかもしれないが，行動療法は実際に興味をもって自分で行わないとよく理解できない治療法である。したがって，行動療法を行える治療者を増やすには，多くの人に行動療法をやってみたいという気持ちになってもらう必要がある。そのためには，行動療法に関する啓蒙活動が不可欠である。

　山上先生を筆頭に九州大学系列の行動療法グループは，精神科臨床の中で行動療法が具体的にどのように活用されているのかを伝えるために論文や著書の執筆[1,5,6]，学会や研究会での発表，研修会の開催や講演などを精力的に行って

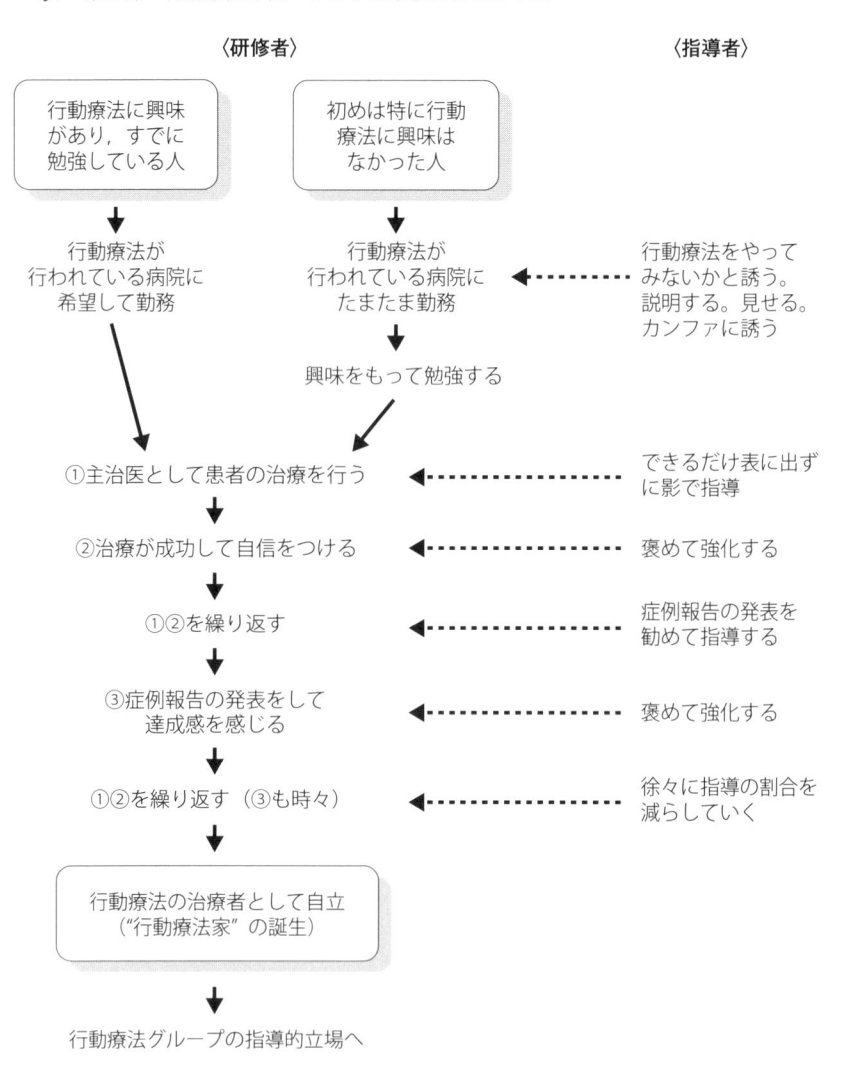

198　第Ⅳ部　行動療法を使いこなす臨床家になるために

〈研修者〉　　　　　　　　　　　　　　　　　　　〈指導者〉

```
┌─────────────┐    ┌─────────────┐
│行動療法に興味 │    │初めは特に行動 │
│があり，すでに │    │療法に興味は   │
│勉強している人 │    │なかった人     │
└──────┬──────┘    └──────┬──────┘
       │                  ↓
       │           行動療法が          行動療法をやって
       │           行われている病院に ← みないかと誘う．
       │           たまたま勤務        説明する．見せる．
       │                  ↓           カンファに誘う
       ↓           興味をもって勉強する
行動療法が
行われている病院に
希望して勤務
       │                  │
       └────────┬─────────┘
                ↓
    ①主治医として患者の治療を行う  ←------  できるだけ表に出ず
                ↓                           に影で指導
    ②治療が成功して自信をつける    ←------  褒めて強化する
                ↓
    ①②を繰り返す                  ←------  症例報告の発表を
                ↓                           勧めて指導する
    ③症例報告の発表をして          ←------  褒めて強化する
      達成感を感じる
                ↓
    ①②を繰り返す（③も時々）      ←------  徐々に指導の割合を
                ↓                           減らしていく
    ┌───────────────────┐
    │行動療法の治療者として自立 │
    │（"行動療法家"の誕生）     │
    └──────────┬────────┘
                ↓
    行動療法グループの指導的立場へ
```

図1　"行動療法家"への道

きた．その中心は具体的で詳細な症例報告[2, 3, 4)]である．その症例報告のやり方を工夫することによって，行動療法の魅力が研修者に強く伝わるのではないかと考えている．

2. 指導者のスタンス

　研修初心者は、できれば入院治療から始めるのが望ましい。それは、できるだけ長い時間患者にべったりはりついてもらう経験が重要だからである。そうすることによって研修者は患者が何を感じたり考えたりしているのかを把握する技術を会得することができる。

　指導者はできるだけ表に出ずに影で適宜研修者を指導することが望ましい。研修者にもよるが、指導者がはじめから細かい指導をしすぎず、自分の頭で考えて治療をする習慣をつけてもらうことが大切である。多少の回り道をしてもいろいろな仮説を立てて検証するという過程を繰り返す経験は非常に意義がある。また、指導者の影がちらついていたら患者が指導者ばかりと話をしようとするため、なかなか実質上の主治医になれないことが多い。

　一方指導者は研修者に大きな失敗をさせないような配慮も必要である。難しいケースでは、指導者が介入せざるを得ないこともあり、そのような場合には患者や家族の面接に指導者も同席すべきと思われる。

3. 治療の成功体験

　研修者が積極的に行動療法に携わっていくための最も大きな強化子は治療の成功体験である。特に研修者が主体的に行った治療であるほど達成感は大きい。そのためには、はじめから治療効率を求めずに研修者が治療の時間や期間を長くとれることが望ましい。近年では入院期間が限定されている病院が多くなっているのが残念である。

　治療経過中にはいろいろな成功体験が得られる可能性が高い。例えば、治療初期の成功によって良好な治療者患者関係が得られた体験や治療が停滞している時にそれを打破できた体験などによって研修者が自信をつけることが多い。

　指導者としては研修者に初期の段階で成功しやすいようなケースの主治医になってもらうのが理想的であるが、実際はそれほど選択できる余地はなく、はじめから重症患者の主治医になってもらうことが多い。したがって大きな改善が得られにくいことも少なくない。そのような場合に指導者は患者がいくらかでも苦痛を軽減できるような方法を模索するように指導すべきである。そして、いくらかでも部分的に成功したところがあれば、そこを評価して研修者の治療行為を強化することが大切と思われる。

4．チーム医療についての学習

　看護師から情報を集めること，看護師の意見を聞くこと，看護師にこれから行おうとする治療の目的や方法をわかりやすく説明して役割分担を明らかにすること，治療による患者の変化を看護師にもフィードバックして治療経過の情報を共有すること，などの重要性を指導者は研修者に伝えてそれらを実行してもらうことが大事である。この経験は行動療法に限らず精神科臨床を行う上で非常に役に立つ。また，難しいケースでは，研修者と看護スタッフがぎくしゃくすることが少なくない。そのような時には，指導者が両者の橋渡しをすることが望ましい。

5．ケースカンファレンスでのプレゼンテーションとディスカッション

　研修者にケースカンファレンスでプレゼンテーションしてもらうことは，研修者自身が行っていることの意味を理解しやすくなり勉強になる。ディスカッションから学ぶことも多い。他の人がプレゼンテーションしている時も，自分だったらどうするかと考えながらカンファレンスに参加してもらうと治療の疑似体験のようになり非常に勉強になる。肥前や九州大学のカンファレンスは1ケースに2時間程時間をかけて行うが，発表者だけでなく参加者全員の訓練として役立っていると思われる。

6．学会や研究会での発表

　研修者に学会や研究会で発表してもらうことも得るものが大きい。特に，原稿やスライド作成の際に上級医師などから指導を受けたり，ディスカッションをするのは有益である。そして行動療法に関する自分の意見を発表できると達成感が感じられ自信がつく。そこから"行動療法家"としてのアイデンティティが固まっていく人もいる。

7．数年間にわたって連続して行動療法に携わること

　筆者は自らの経験から，研修者が一応行動療法を用いてある程度治療できるようになるには少なくとも1年間，行動療法の治療者として一応自立できるには少なくとも3年間くらいかかると思っている。それを考えると，短期間で行動療法が行われていない他病院へ医局人事で移ってしまうのはもったいないと

感じている。しかし，他病院に移っても自分で行動療法を行う機会があるかもしれない。そのような時に行動療法のカンファレンスに自らのケースを出したり，メールなどで行動療法グループのメンバーに意見を聞いたりする手段はある。指導者はそのような相談ができることを伝えておくことが大切であろう。筆者自らの経験から，自分のケースの話を聞いてくれる相手（指導者でも，同僚でも，後輩でも）がいるということは非常に心強い。それによって自らの考えがまとまったり，元気になったり，新たなアイディアが浮かんだりすることがしばしばある。こういう会話はお互いにとってもプラスになると思われる。

VI おわりに

　本章では，研修者が自らの考えで行動療法を行うことができる"行動療法家"になるために必要な訓練に関して自らの体験をもとに私見を述べたが，"行動療法家"になってもそれで訓練は終りになるわけではない。指導的立場になった人も，一方で自らの患者の治療を行っており，難しいケースの対応に日々思考をめぐらして試行錯誤を繰り返している。こう考えると，行動療法の"訓練"は永遠に続くといえよう。

　筆者は肥前の時に，しばしば山上先生が治療で困っている姿を見てきたが，超一流の行動療法家も苦労するのだとわかって非常に安心したことを覚えている。このように，指導者が真剣に治療に取り組んで悩んでいる姿を研修者が見るのも貴重な訓練の一部と思われる。

参考文献
1）飯倉康郎編著：強迫性障害の行動療法．金剛出版，2005．
2）飯倉康郎：パニック障害と広場恐怖―重症広場恐怖に対するリハビリテーション的アプローチの試み．精神療法，34(4); 430-437, 2008．
3）芝田寿美男：強迫性障害の治療における工夫．精神療法，35(5); 599-607, 2009．
4）中川彰子：強迫性障害の精神療法．In 青木省三，中川彰子編：精神療法の実際 専門医のための精神科臨床リュミエール11．pp.194-206, 中山書店，2009．
5）山上敏子：行動療法 2．岩崎学術出版社，1997．
6）山上敏子：方法としての行動療法．金剛出版，2007．

| 第13章 |

九州大学精神科における行動療法の研修システム

中尾智博

I　はじめに

　私が九州大学精神科（以後九大と称す）に入局したのは1995年で，本格的に行動療法を学び始めたのは入局後5年目，九大で医員になった時からである。よって精神科の臨床経験は約17年，行動療法の経験は約13年ということになる。ただし入局1年目は肥前療養所（現肥前精神医療センター，以後肥前と称す），2年目は九大で研修を行い，それぞれの地には山上敏子，飯倉康郎（肥前），中川彰子（九大）といった著名な行動療法家がおり，自分自身はほとんど治療経験がないながらも神経症圏内の患者ももたせてもらっていたので，行動療法的な考え方，治療の進め方には入局当初から馴染み，また自分に合っていると感じていたのだと思う。行動療法研究室に所属した後は医員や臨床大学院生として臨床，研究に従事し，この5年ほどは教員となり主に指導する側の立場になって活動している。近年，新研修制度が取り入れられたこともあり初期の研修には多少の変化があるものの，私が経験してきたことと今現在の九大での行動療法の研修システムには大きな変化はないと感じている。自分が経験してきたことを振り返りながら九大での行動療法の研修システムについて記してみようと思う。

II　行動療法の初期研修

1. 九大精神科病棟の構造

　初期研修の説明にあたっては九大の精神科病棟の構造を先に説明した方が

わかりやすいと思う。九大精神科は100年を超える歴史があり，現在の病棟は2007年に改修された3世代目のものである。開設当初から大学病院としては国内最大規模に近い病床数を維持しており，現在の新病棟も閉鎖と開放あわせて93床をゆったりとしたスペースの中に配している（図1，2）。このため，ハードウエアとして強迫性障害，他の不安障害や摂食障害といった神経症圏内の患者を受け入れるキャパシティがあり，私たちもこの病棟を活用して入院での行動療法を実践してきた。ハードがあれば後は行動療法を実践できるソフトウエアとしてのマンパワーが確保できれば入院治療を円滑に進められるわけで，現在は初期研修を受ける医員が主治医となり，それをサポートする形で行動療法研究室の教員，大学院生がスーパーヴィジョンにあたり，病棟スタッフも行動療法の視点をもちながら看護にあたっている。

2．初期研修としての入院治療の経験

先に病棟の説明をしたのは，前章で飯倉も述べているように，まず入院治療で行動療法の対象となる患者やその症状をつぶさに観察することは行動療法を身につける上でとても重要だという考えからである。患者が朝起きてから夜入眠するまでの行動を詳細に把握し，症状がどのようにして生起し，生活に影響を与えているかを理解するには，入院は理想的な環境である。また自宅で重篤な症状，合併するうつ病，家族との軋轢などで疲弊しきった患者にとっても入院生活はかなり有効に作用し，多くの患者は入院生活に安心感と希望を見出すことができているように思う。

3．初期研修の対象者

私たちが行動療法の初期研修の主な対象者としているのは，病棟で入院主治医を受けもつ医員（通常は8名）で，彼らはおおむね新研修制度における後期研修開始後1～5年程度の，若手精神科医である。また九大では医員の下に初期研修1，2年目の研修医（5～10名）がつく体制をとっているが，これらのいわゆる"入局前"の研修医も，精神療法に興味をもち治療に参加したい希望があれば，医員とともに行動療法を学びながら実践できるようにしている。九大での行動療法研修の流れについて，図3に示した。

九大では行動療法の主要な対象となる不安障害圏の患者が常に5～10名程

204　第Ⅳ部　行動療法を使いこなす臨床家になるために

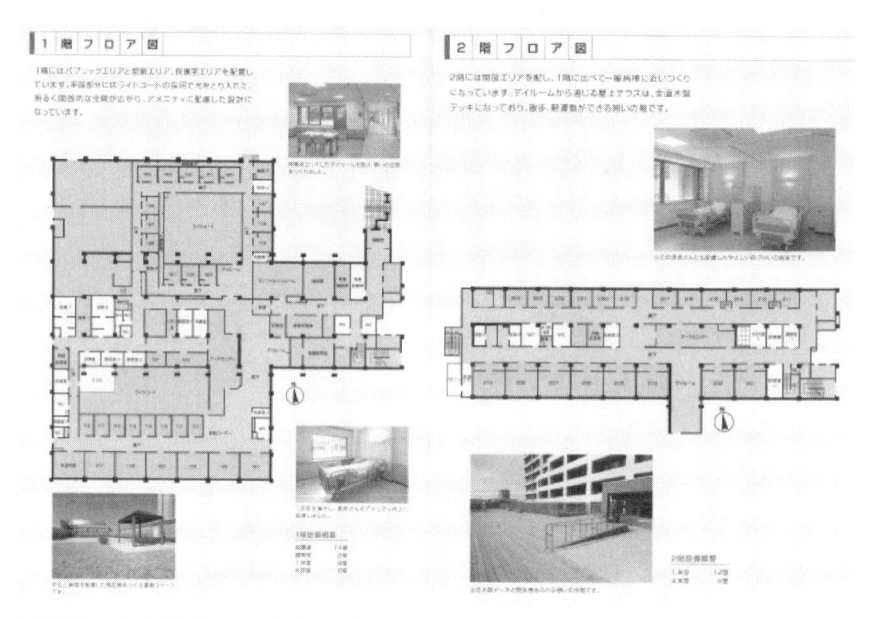

閉鎖病棟（左）と開放病棟（右）（九大病院作成のパンフレットより）。どちらの病棟もゆとりあるスペースに十分数のベッドを確保している。症状の影響が強く大部屋での生活が困難な場合でも入院治療が開始できるよう，個室の数にも余裕がある。

図1　九大精神科病棟

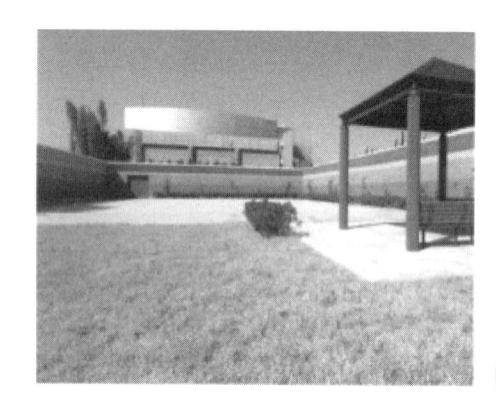

閉鎖病棟グラウンド（左），閉鎖病棟で飼っているモルモット（右上），開放病棟テラスバルコニー（右下）。ゆっくりとした気持ちで療養や治療に専念できるようにつくられている。

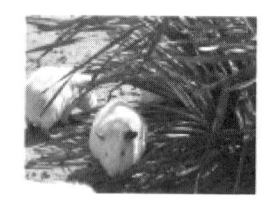

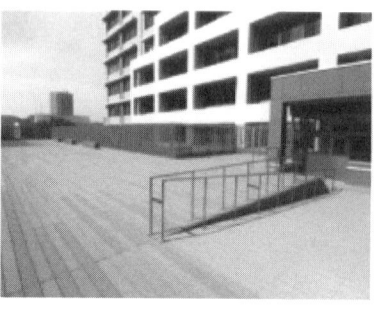

図2　病棟の写真3点

第13章　九州大学精神科における行動療法の研修システム　205

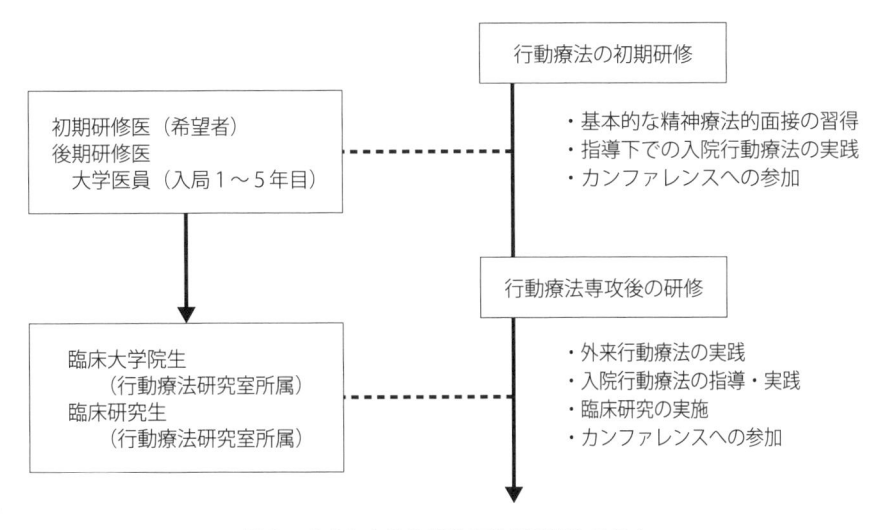

```
┌─────────────────────┐          ┌─────────────────────┐
│ 初期研修医（希望者）│          │ 行動療法の初期研修  │
│ 後期研修医          │----------│・基本的な精神療法的面接の習得│
│ 大学医員（入局1～5年目）│     │・指導下での入院行動療法の実践│
└─────────┬───────────┘          │・カンファレンスへの参加│
          │                      └─────────────────────┘
          ▼
┌─────────────────────┐          ┌─────────────────────┐
│ 臨床大学院生        │          │ 行動療法専攻後の研修│
│  （行動療法研究室所属）│-------│・外来行動療法の実践 │
│ 臨床研究生          │          │・入院行動療法の指導・実践│
│  （行動療法研究室所属）│       │・臨床研究の実施     │
└─────────────────────┘          │・カンファレンスへの参加│
                                  └─────────────────────┘
```

図3　九大における行動療法の研修システム

度は入院しているので，ほとんどの医員が行動療法的な治療アプローチについて学ぶ機会をもてていると思う。これらの医員すべてが行動療法を志向するとはもちろん思っていない。しかし入局後早期の段階で精神療法のひとつとして行動療法の治療スタイルを経験することは，患者や症状を理解する上で有用と思われるので，あえて門戸を広く開けている。行動療法の治療に興味を抱き，さらに勉強したいと感じた医員には任期のうちに複数名の患者の診療にあたってもらい，また後述する行動療法カンファレンスにも参加してもらうようにしている。

4．入院治療の進め方

入院治療は，飯倉の著書[1]にも記載されている手順に沿って進めていく。すなわち，初期にまず詳細な行動分析を行い，評価，診断，治療仮説をたて，それにそって行動療法の治療技法を援用し，問題となっている症状や行動の解決，より適応的な行動の獲得を目指していく。もちろん医員は初学者であるので単独で行うのは難しく，私たち教員や行動療法室に所属する大学院生（臨床経験平均10年，行動療法経験平均5年程度）が適宜助言を行いながら治療を進めてゆく。

5．行動療法カンファレンス

　私たちの行動療法グループの活動を特徴づけるもののひとつとして，定期的に実施している行動療法カンファレンスがある。これは，行動療法に興味をもっている医療関係者であれば身分を提示することで参加できるオープン形式のもので，月曜の夜に1時間半程度の時間をかけて10～20名程度の参加者が議論を行っている。病状的に問題がなければ経過を提示した後に患者に入室してもらい，参加者からの質問に答えたり，また患者からもわからないことについて質問してもらったりするようにしている。カンファレンスには本書の共著者である飯倉，芝田が毎回参加し，中川も遠方ながら不定期に参加する。また他にも肥前や九大で十分に行動療法の経験を積んだ行動療法家が常に複数名参加しているので毎回質の高い議論が行われている。

　このカンファレンスを通して，それまで治療者も指導者側も気づいていなかった診断や症状構造，治療の進め方に関する重要なポイントが判明することがしばしばみられる。治療仮説に基づいて治療を進めていく上で期待したような治療効果が得られず治療が停滞している時にも，このカンファレンスを通じて得た助言から治療の修正を行い，再び治療がよい方向に進み出すことが多い。

Ⅲ　行動療法専攻後の研修

1．行動療法グループ

　入局後，九大での勤務以外に関連病院に派遣されての勤務となった場合も上記行動療法カンファレンスにはもちろん参加可能であり，行動療法の技術を向上させていくことができる。行動療法をもっと専門的に学びたいと考えたものはおおよそ入局後5年目までに（もちろんそれより遅くとも問題はない）研究グループ参加の意思表明をしてもらえば，行動療法研究室所属の臨床大学院生，もしくは臨床研究生として九大で臨床や研究に携わる道を選択できる。臨床大学院は基本的に4年間のコースなので，この間に主に不安障害領域の臨床研究・生物学的研究を行いながら外来治療，入院治療に携わり，行動療法家として自立できるだけの経験と技術を身につけていくことが可能である。次項以降は主に臨床大学院生が行う行動療法の研修について記す。

2．外来治療

　九大行動療法グループは伝統的に強迫性障害の治療で名前を知られており，現在も私たちの専門外来を受診する患者の約8割以上は強迫性障害の診断がついている。新患は基本的に私ともうひとりの行動療法家である教員が担当するが，必要に応じて，あるいは希望に応じて臨床大学院生が予診につくことができ，患者の了解があれば彼らは本診察への陪席も可能である。行動分析，初期評価，仮説立案と初期の治療計画は教員が執り行うが，症状の構造がシンプルで曝露反応妨害法等の技法の導入が比較的容易なケースを選んで，2ないし3セッション目から臨床大学院生に主治医となってもらい，実際に外来行動療法を実践してもらうようにしている。外来での行動療法を進めるにあたっては私たちが作成した外来治療プログラム[6]（80頁図2）を参照することにより，より適切な治療戦略を立てられるようにするとともに，治療の経過については初回担当した教員が相談に乗り，必要に応じてアドバイスを送るようにしている。十分な治療効果が得られない場合や診断に再考を要する場合は病状に応じて入院行動療法や後述する検査入院プログラムに導入したり，行動療法カンファレンスでのプレゼンテーションを行ってもらったりしている。

　外来での治療は実際の生活が見えにくい分，情報収集や行動分析，曝露反応妨害法の実施にはより高いスキルがいるが，その分，他の医療機関で薬物療法をすでに十分受け改善していなかった患者が行動療法によってよい方向に変化していくのを実体験した時の喜びも大きく，行動療法家としてのモチベーションも高めることができる。実際の外来治療の進め方については『強迫性障害の行動療法』に詳しく述べてある[6]。

3．入院治療への参加と入院治療プログラムの実施

　臨床大学院生は，一定の経験を積んだ後"行動療法専攻後ある程度の経験をもった行動療法の治療者"として，入院治療のスーパーヴィジョンに加わる。Y-BOCSをはじめとした専門的なスケールを用いた症状評価の方法を身につけ，不安階層表や曝露反応妨害法の課題作成の際にも主治医である医員にアドバイスを送る。また私たちは後述する臨床研究の一環として短期の検査入院プログラムを作成，実施しておりその主たる遂行者となる。これは外来のケースで診断や治療方針に迷うケース，もう少し詳細な行動分析を行いたい場合に導

入する1カ月程度の短期入院プログラムであり，症状評価や脳画像評価，認知心理機能評価などを系統的に行い，病態把握の助けとする[2]。

4．研究への取り組み

私たちの研究室は，強迫性障害や社交不安障害といった不安障害を対象にした臨床研究および生物学的研究を遂行しており，臨床行動療法の実践と有機的に結びつけながら研究活動を行っている。これまでにも強迫性障害の臨床治療研究，機能的脳画像研究を行い，行動療法と薬物療法の効果比較，各々の治療が脳にもたらす変化について多くの英語原著論文を発表してきた[3,4,5,7,8]。現在も研究室に所属した臨床大学院生は私たち教員の指導を受けながら，上述した入院プログラムの開発の他，強迫性障害の画像研究，遺伝子研究，治療効果比較研究などに取り組んでいる。疾患の生物学的な背景を探求することは疾患の病態についての私たちの理解を深めてくれ，また行動療法や薬物療法の有効性についてより客観的な証左をもたらしてくれると考えている。

5．論文作成，学会参加・発表

私たちは研究の成果や症例報告などを積極的に論文にして，また学会や研究会の場で発表するようにしている。自分たちが研究を通じて明らかにしたことや症例を通して気づいたこと学んだことを形にして残すことは大事な作業であるし，それが同じ領域で臨床や研究を行っている臨床家・研究者に伝わり，肯定的評価にせよ批判的論考にせよ議論が生じることは私たち自身の臨床力や研究の質を高めるために大変重要と考えている。

IV　おわりに

駆け足ではあるが，九大における行動療法の研修システムについて概略を示した。初期の研修では入院患者の主治医をしながら行動療法的視点から症状の捉え方を学ぶことを，なるべく入局者全員に体験してもらうことを配慮している。行動療法専攻後の研修では，外来治療の進め方について実践を通して学び，また臨床研究や生物学的研究を通じて，行動療法の対象となる疾患をより深く学ぶことを重視する内容となっている。後期の研修の説明はあえて完結的な書

き方を避けた.というのは行動療法を学ぶということは,今現在の自分も含めてここで終わり,というものはないように思うからである.私自身が現在でも外来患者を診ながら,また入院患者の行動療法についてアドバイスをしながら,多くの新しいことを学んでいる.行動療法の特長として,仮説に従って進められた治療になんらかの停滞が生じた場合に,なぜうまくいかないかを検証し,仮説を修正しまた治療を進めていくという柔軟性をもつことがあげられる.これは研修の場面でもいえることで,私たちは研修を行いながら指導者としての自分自身にたえず修正を課し,研修を受ける者も自分自身もよりよい治療が行えるように努力していくことが大事だと考えている.

参考文献

1) 飯倉康郎:強迫性障害の入院治療. In 飯倉康郎編著:強迫性障害の行動療法. pp.132-175, 金剛出版, 2005.
2) 村山桂太郎, 中尾智博, 實松寛晋, 他:強迫性障害に対する入院プログラムの開発. メンタルヘルス岡本記念財団研究助成報告集, 22: 87-90, 2010.
3) Nabeyama M, Nakagawa A, Yoshiura T et al : Functional MRI study of brain-activation alterations in patients with obsessive-compulsive disorder after symptom improvement. Psychiatry Res Neuroimaging, 163(3): 236-47, 2008.
4) Nakao T, Nakagawa A, Yoshiura T et al : A functional MRI comparison of patients with obsessive-compulsive disorder and normal controls during a Chinese character Stroop task. Psychiatry Res Neuroimaging, 139: 101-114, 2005a.
5) Nakao T, Nakagawa A, Yoshiura T et al : Brain activation of patients with obsessive-compulsive disorder during neuropsychological and symptom provocation tasks before and after symptom improvement: a functional MRI study. Biological Psychiatry, 57: 901-910, 2005b.
6) 中尾智博, 中谷江利子:強迫性障害の外来治療. In 飯倉康郎編著:強迫性障害の行動療法. pp.85-131, 金剛出版, 2005.
7) Nakatani E, Nakagawa A, Nakao T et al : A Randomized controlled trial of Japanese patients with obsessive-compulsive disorder — effectiveness of behavior therapy and fluvoxamine. Psychother Psychosom, 74: 269-276, 2005.
8) Sanematsu H, Nakao T, Yoshiura T et al : Predictors of treatment response to fluvoxamine in obsessive-compulsive disorder: An fMRI study. J Psychiatr Res, 44: 193-200, 2010.

| 第14章 |

行動療法治療者として自立するために必要な「考える」技術

飯倉康郎

Ⅰ　はじめに

　ここまで述べてきたように行動療法の研修においては，多くの場合，初心者のうちは，まず上級者からの指導を受けながら行動療法の基本的な治療のやり方を覚えるという段階を経る。そして，次の段階では，初診から自分ひとりで面接して評価や治療的介入を行うことができることを目指すことになる。本章では，臨床家が行動療法治療者として自立できるようになるために心がけるべきことは何かについて筆者らの経験をもとに述べることにした。
　行動療法は，一部で表層的な治療とか強引な治療などと誤解されることがあるが，実際の臨床では，図1のように，問題の評価と治療的介入を繰り返しながら繊細に進められていくのが特徴である。このような繊細な治療行為を治療者が自分ひとりでできるようになるために不可欠な要素は，「自分で考える」習慣をつけることであると筆者は強く感じている。そこで，本章では，治療のいろいろな段階でどのようなことを「考える」べきなのかについて，エキスポージャー（曝露法）の話題を中心にまとめることにした。以下，筆者が特に重視している7つの"考える"の項目について述べていきたい。

Ⅱ　行動分析を考える

　行動分析は，対象とする行動（運動行動だけではなく，思考行動，情動反応も含む）を，刺激−反応−刺激−……の連鎖として捉える行動療法特有のアセ

第14章　行動療法治療者として自立するために必要な「考える」技術　211

```
問題の評価 ⇄ 治療的介入
```

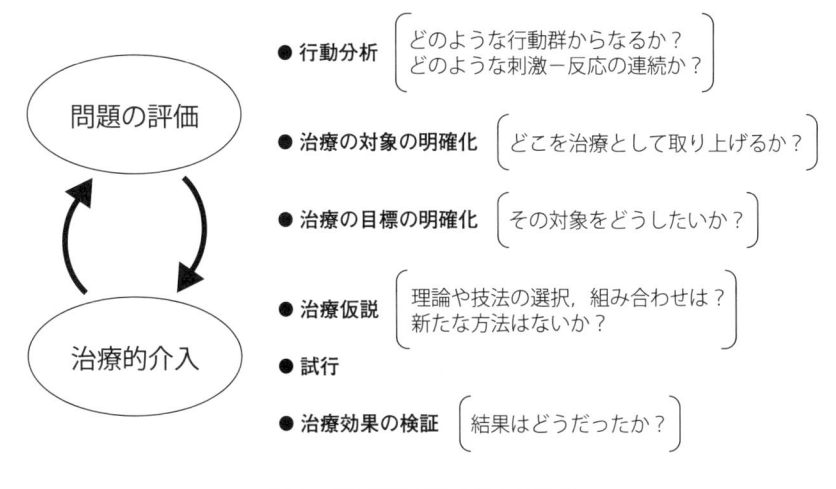

- **行動分析**　〔どのような行動群からなるか？／どのような刺激−反応の連続か？〕
- **治療の対象の明確化**　〔どこを治療として取り上げるか？〕
- **治療の目標の明確化**　〔その対象をどうしたいか？〕
- **治療仮説**　〔理論や技法の選択，組み合わせは？／新たな方法はないか？〕
- **試行**
- **治療効果の検証**　〔結果はどうだったか？〕

図1　行動療法の基本的な進め方

スメントの方法であるが，実際に行なってみると決して容易な作業ではないことがわかるであろう。それは，ただ単に機械的に患者にオープンエンドの質問をするだけでは患者も答えることができず，うまく情報を引き出せないからである。これは患者に問題があるのではなく，質問の仕方に問題があるのである。具体的で実のある行動分析ができるようになるためには，患者の立場になって「こんなことを考えているのではないか」「こんなことを感じているのではないか」などのイマジネーションをフルに働かせることが不可欠である。それによって患者がYesかNoで答えられる質問ができるようになる。患者自身も自分の行動について，はじめからわかっているわけではない。治療者の質問によって自らの行動の起こり方や維持のされ方についてはじめて理解されることも多い。例えば，図2は不潔恐怖のタイプの強迫性障害の行動分析であるが，②のサイクルは，「汚い」という考えだけではなく，「ちゃんとやってないのではないか」という完全癖の考えがひとり歩きしている要素も含まれている。こうした行動分析は，「この時〜ということを考えていませんか？」など，患者が答えやすい形の質問をするによって導かれることが多いと思われる。

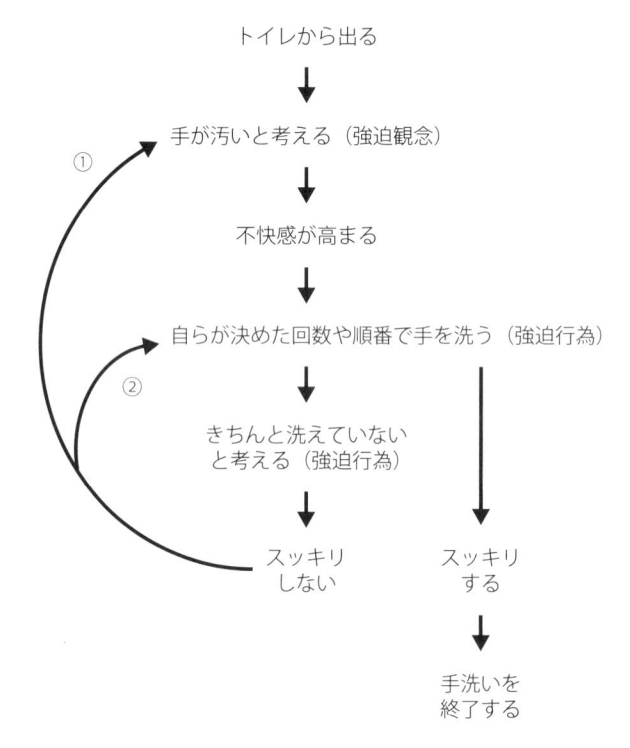

```
                トイレから出る
                     ↓
         手が汚いと考える（強迫観念）
     ①               ↓
                 不快感が高まる
                     ↓
         自らが決めた回数や順番で手を洗う（強迫行為）
            ②        ↓
                きちんと洗えていない
                と考える（強迫行為）
                     ↓              ↓
                 スッキリ         スッキリ
                  しない           する
                                     ↓
                                  手洗いを
                                  終了する
```

図2　ある手洗い強迫行為のミクロ的な行動分析の例

Ⅲ　診断やエキスポージャーの適否について考える

　欧米におけるパニック障害，強迫性障害，などの不安障害に対する期間が限定された外来治療プログラムでは，はじめに集中的にアセスメントセッションが設けられており，その段階でDSMやICDによる診断がつけられたり，エキスポージャーの治療プログラムに適応かどうかが判断されたりしている[1,14)]。その治療プログラムに不適当であると診断された場合は別の治療機関や，あるいは薬物療法中心の治療へと紹介されるというシステムになっていることが多いようである。

　一方，日本の日常的な精神科臨床ではどうであろうか。図3は，実際の臨床における診断の過程を示したものである。前述した欧米の外来治療プログラ

ムのように，初期アセスメントで確定診断ができるケースもあるが，治療を開始してみないと診断できないケースや，治療の途中で診断が変わるケースなども少なくない。

エキスポージャーの適応かどうかという治療的診断についても決して容易ではない。典型的な不安障害は，「本当はこんなに不安になるのはおかしい」という不合理性を患者自身が自覚していることが特徴といえる。しかし，不安の程度が強かったり，経過が長期化していたり，うつ病など他の精神疾患を併発していたりする場合は，不合理性の有無を判断するための面接のしかたを工夫することが重要となる[3]。たとえば次のような面接のしかたがよく用いられる。

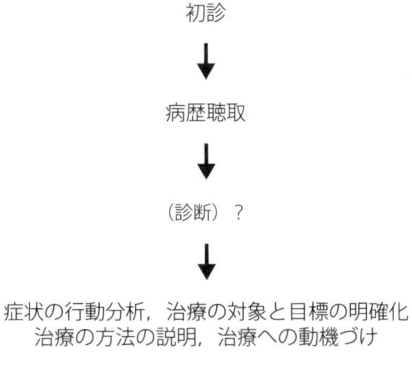

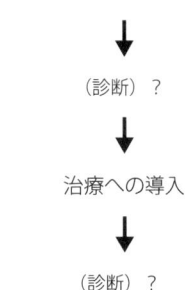

初診
↓
病歴聴取
↓
（診断）？
↓
症状の行動分析，治療の対象と目標の明確化
治療の方法の説明，治療への動機づけ
↓
（診断）？
↓
治療への導入
↓
（診断）？

図3　初診から治療導入までの流れ

1）「昔はこんなことを恐れてなかったですよね」など，昔の生活と今の生活を比較する。
2）「こんなことを避けて生活しにくくなっているのはばかばかしいですよね」などと，ちょっと挑発してみる。
3）「Aはまったく問題なくできてますよね。Bを一生懸命避けているのにAができているのはおかしいですよね。AができているのだからBもきっとできますよ」などと，患者の意識していないところで避けずにできていること（矛盾点）を指摘する。
4）「あなたの場合，嫌いな人に関するものが"汚い"になってますよね。その人を好きになる必要はないし嫌いなままでもよいと思いますが，その人が触った物や通った場所を避けてどんどん生活しづらくなっているのはばかばかしいですよね」などと，回避している内容を整理する。

このような面接の工夫をしても不合理性の自覚が得られない場合は，統合失調症圏における妄想や，発達障害圏における修正困難なこだわりなどの可能性も考えられる[13]。ただし，この段階でもエキスポージャーの可能性を完全に否定できるものではない。このような面接は初期アセスメントの時だけ行うものではなく，継続的にさまざまなタイミングで行うべきものと思われる。不合理性の自覚があいまいな段階でも，少しエキスポージャーの課題を試みてその際の反応をみることで治療的診断が可能になることもある。

IV　環境調整を考える

不安が非常に強い場合や問題が複雑な場合は，まず不安をいくらかでも出現しにくくして問題を整理する必要がある[11]。そのために重要な技術が環境調整である。これを行うためには，患者の状態をよく観察したり，細かく話を聴いたりして集めた情報をもとに適切な方法を具体的に考えることが大切である。例えば，できるだけ行動範囲を狭くするよう勧めたり（～以外はしない，～は家族にしてもらうなど），一時的に強迫行為を容認したり，強迫行為の時間や回数の努力目標を取り決めたり，など日常生活の暫定のルールを話し合って決めることがまず行うべき作業となる[7,12]。こうした環境調整によって全体の不安レベルが下がって問題が整理されると，このケースがエキスポージャーの適応になるのかどうかの判断がしやすくなったり，どこの部分から治療を行いやすいのか，どの行動を治療の対象にしたらよいのかなどが明らかになることが多い。

V　エキスポージャーを導入した後の反応を見て今後の治療の進め方を考える

エキスポージャーはこれまで避けていた対象（物や状況）に患者が直面していく方向性の治療法であるが，治療者が無理やりさせるのではなく，患者が自ら挑戦する気持ちになるように動機づけることが不可欠である。動機づけを高めるためには，いかに治療法をわかりやすく説明できるかが鍵となる。患者の能力や性格，経歴，文化的背景などから，患者が理解しやすいような説明のし

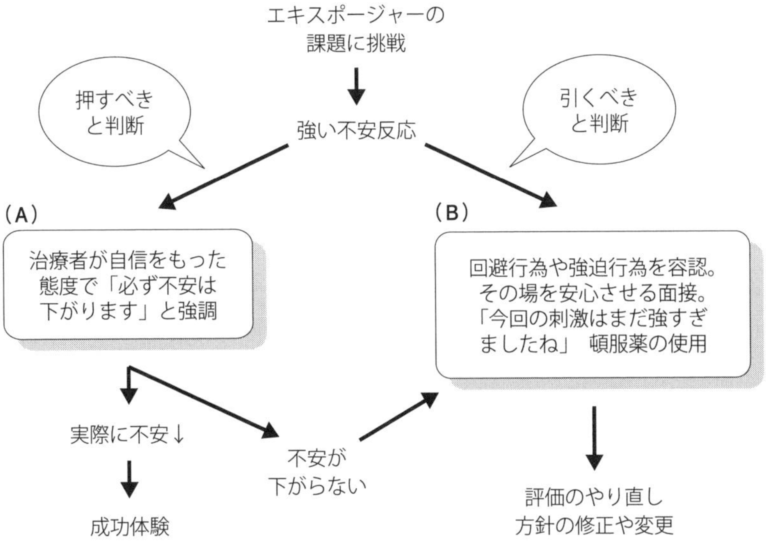

第14章 行動療法治療者として自立するために必要な「考える」技術　215

```
                エキスポージャーの
                 課題に挑戦
                     ↓
   押すべき      強い不安反応      引くべき
   と判断                        と判断
      ↙         ↓    ↘           ↓
   (A)                          (B)
 治療者が自信をもった         回避行為や強迫行為を容認。
 態度で「必ず不安は          その場を安心させる面接。
 下がります」と強調          「今回の刺激はまだ強すぎ
                           ましたね」頓服薬の使用
    ↓      ↘                    ↓
  実際に不安↓   不安が     →
              下がらない           評価のやり直し
    ↓                           方針の修正や変更
  成功体験
```

図4　エキスポージャー導入後に患者が強い不安反応を呈した際の対応

かたを工夫すべきである。

　また，一応同意してエキスポージャーに導入したものの，患者が強い不安反応を示すことがよくある。その場合に，そこで押すべきか引くべきかの判断は容易ではないが，ここが行動療法の面白くやりがいがある場面（勝負どころ）のひとつともいえる。その時の判断材料は，患者の状態，表情，会話，雰囲気などである。概して，図4のような治療の方向性が選択されると考えられる。不安刺激に持続的に直面することにより不安反応が減弱するhabituation（馴化）を期待するエキスポージャー治療の性質上[2,15]，治療者にはある程度押し続ける一貫性が不可欠といえる。ここは押すべきと判断すれば，治療者は自信をもった態度（決して威張らずに患者を安心させることが目的）で「必ず不安は下がります」と強調し，現在の不安刺激状況に直面し続けてもらったり，不安がありながらも次の行動に移ってもらったりという対応をする（A）。その結果実際に不安が下がればそれが患者の成功体験となり，以後のエキスポージャーの治療が一気に加速する可能性が高くなる。

　一方，あまりにもエキスポージャー直後の不安反応が強いために，ここは引くべきと判断したり，(A)の対応を続けても不安や不快感が下がらない場合は，

「今回の課題はまだ刺激が強すぎましたね」と患者に伝えて回避行為や強迫行為を容認したり、「絶対に大丈夫」と保証してその場を安心させたり、頓服薬を用いたりなどの（B）の対応に切り替えるという柔軟性も必要である。（B）の対応をせざるを得ない場合は、以後の治療の方針の修正が必要となる。ここで考えるポイントとしては、次のようなものがある。

1）この患者はエキスポージャーの適応だろうか？（治療的診断の問題）
2）もっと弱い刺激価の対象を取り上げるべきか？ モデリングなどを多く用いて課題を達成しやすくすべきか？
3）患者の治療法に関する理解が足りないのか？
4）薬物療法や環境の調整でもっと全体的な不安のレベルを下げるべきか？
5）逆にもう少し強い刺激価の対象を選択して、不安対象との対決というわかりやすい構図にした方がかえって覚悟ができてよいのではないか？
6）他の優先すべき問題（家庭，仕事，人間関係，経済など）があるのではないか？
7）患者が治療に主体的になっていないために，あるいは，治療者に依存的になっているために，不安が下がりにくいのではないか？

このように、エキスポージャーの治療を行う際は、一貫性と柔軟性のバランスが重要なポイントとなるが、この技術は一朝一夕で得られるものではないであろう。試行錯誤の経験を重ねて体得されていくものと思われる。

VI 薬物療法と行動療法の"連動"を考える

文献や著書などにおける不安障害の治療に関するフローチャートでは、「薬物療法が無効→行動療法」、「行動療法が無効→薬物療法」などと示されていることがある[16]。しかし、これらは臨床に即したものとはいえない。本来薬物療法と行動療法は相補的なものであると筆者は考えている[8,10]。例えば、SSRI（選択的セロトニン再取り込み阻害薬）は不安障害の治療でよく用いられる薬剤であるが、薬物療法のみで100％改善することは少ない。しかし、いくらかは不安が下がったり、嫌な考えが浮かびにくくなったり、気分がもち上がったりなどの効果を示すことは多くみられる。この"いくらか"の変化は貴重であ

る。"いくらか"変わることでエキスポージャーの導入など次の一歩が踏み出せることはしばしばみられる。また，ある程度まで行動療法中心で治療が進んだ後，治療が停滞してしまっている際に薬物の調整（SSRIだけでなく，抗不安薬，情動安定薬，抗精神病薬など）をすることによって治療が進めやすくなることも少なくない。

こうした薬物療法と行動療法を連動させることは，ひとりの精神科医で治療をしている場合は比較的行いやすいが，薬物療法を精神科医が，行動療法を臨床心理士が行うというような役割分担をしている場合には，両者の連携が必須である。この連携を上手にするのも重要な治療技術のひとつといえるかもしれない。

Ⅶ 治療が停滞している要因について考える

はじめの段階ではエキスポージャーがうまくいっていたように思えていたのが，途中からなかなか次に進まなくなることがよくある。その場合次のようなポイントについて検討することが必要と考えられる。

1）今行なっている治療は本当にエキスポージャーになっているのか？ これまでうまくいっていたように見えていただけではないのか？

患者が不安の対象に直面しているように見えても，「後で手を洗えばいいから大丈夫」「ここは病院だから大丈夫」など意図的に不安を下げるような納得のさせ方を頭の中でしている場合には治療効果は得られないことが多い[6,9]。

また，治療者の前で表面的に治療課題ができているようにみせているだけで，実際は肝心な部分は回避していたり，こっそり強迫行為をしていたりしている可能性もある。

2）治療者やスタッフが関わっている診察場面しか治療していないのではないか？

少しずつしか治療が進まない患者の場合，治療者やスタッフがいないひとりの状況では積極的にエキスポージャーの治療を行なっていないことが多い。ひとりの状況での治療を行わなければ，日常生活への応用（般化）もできない。いかにして患者が治療に主体的になるように動機づけるかが重要なポイントとなる。「自分が生活しやくなるために治療する」という目的意識を患者がしっかりもてるような面接を心がけるべきと思われる。

3）今の状態で満足してしまっているのではないか？　治療の対象や目標がはじめと変わっていないか？

　少し症状が改善して楽になった場合に，まだ症状がかなり残存していても，患者がそこで満足してしまって次に進もうとする気持ちが弱くなるケースが時々見られる。例えば，居心地がよい入院環境にいると，家庭生活や職場に復帰するよりも今の生活を続けたいと思っているようにしかみえない患者がいる。この場合，究極的にどのような生活を目指したいのかを再認識させることや，次に進まないことのデメリットを十分に理解させるような面接が重要となる。

Ⅷ　ハプニングにおける対応を考える

　治療には予定外の出来事（すなわちハプニング）がつきもので，避けて通ることはできない。ハプニングが起こると患者は動揺する。しかし，一方でこうしたハプニングが大きな意味をもつことも少なくない。特に入院治療ではその場で治療者やスタッフがどのような対応をするかによって以降の治療が大きく変化する可能性がある。ハプニングは患者が（患者にとって）予定外の刺激に遭遇することで起こる。治療者，看護師，他患者や家族の言動，水や電気が止まったり，トイレが詰まったり，虫が出てきたり，などの環境の変化がハプニングを引き起こす刺激になる。その際，患者の不安や不快感が高まるが，前項の4で説明した曝露反応妨害法の際の強い不安とは「計画的ではない曝露」という点が異なる[7]。

　ハプニングが起こった際の治療者の対応は図5のように，大きく2つに分けられる。ひとつは患者の不安や不快感が下がるようになだめるような対応（C）で，もうひとつは「ここが大事な治療場面である」ことを患者に理解してもらい治療を前に進めるような対応（D）である。（C）はある意味冒険をしない無難な対応といえるが，なだめて不安が下がった後に，予定外の刺激を恐れるがために治療へ消極的になってしまう可能性がある。逆に，（D）の対応は，「予定外の出来事でも不安が下がった」という成功体験が得られるのでその効果は大きい。（C）による影響をマイナス α 点，（D）による影響をプラス β 点とすると，もし後者の対応が成功すればプラス $\alpha + \beta$ 点の効果が得られるということになる。したがって（D）の対応は，治療者がかなりエネルギーを使う必要

第14章 行動療法治療者として自立するために必要な「考える」技術

```
                    ハプニングで
                    患者の不安↑↑
                   ↙         ↘
    ┌─────────────┐         ┌─────────────┐
    │ この状況を"治療場面"に │         │ この状況を"治療場面"に │
    │   できないと判断    │         │   できると判断     │
    └─────────────┘         └─────────────┘
       (C)  ↓                    (D)  ↓
    ┌─────────────┐         ┌─────────────┐
    │ 患者をなんとかなだめる │         │ この状況にあえて    │
    │             │         │ 直面するよう強く促す  │
    └─────────────┘         └─────────────┘
           ↓              ↙    ↓       ↘
       患者の不安が下がる   不安が下がらない   不安が下がる
           ↓                              ↓
       治療に消極的に                      ハプニング時での
       なる可能性                         成功体験で自信
```

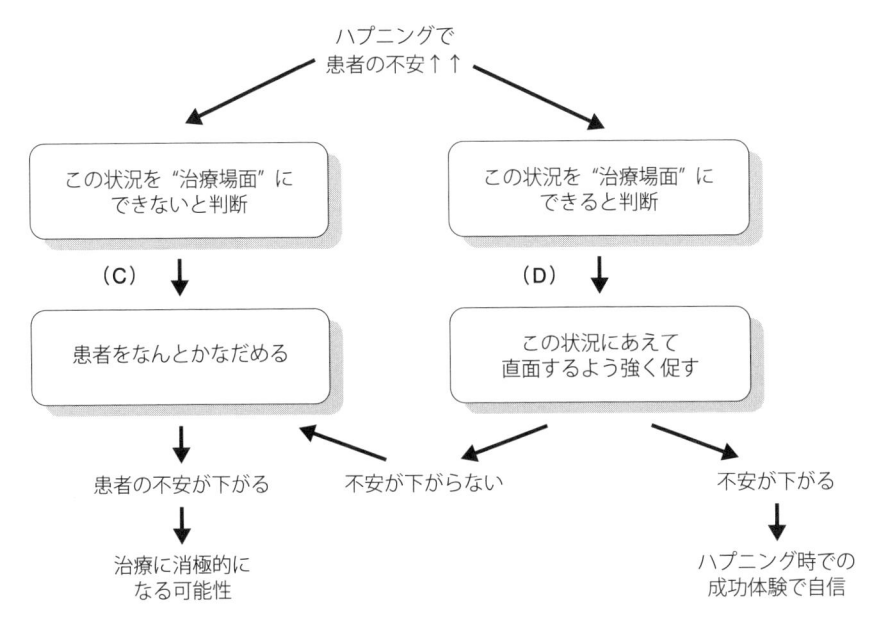

図5 ハプニングが起こった際の治療者の対応

があるものの行う価値は非常に高いといえる（当然それが可能な患者であることが条件であるが）。

　筆者は別稿で、針を恐れている患者が他患者の注射の場面を見てしまったり、他者に触れることを恐れる患者が他患者と接触してしまったり、などのハプニングの場面について言及した[5, 8)]。その際に筆者は「そのような場面はあってよい。早かれ遅かれ直面しないといけない。今これも治療だと腹をくくれば逆に治療が急速に進む」などを一生懸命説明するような対応を行った。どちらのケースも、そうした説明を患者が受け入れることができ、"ハプニング時でも不安が下がる"という成功体験が得られ、その結果、患者に自信がついて以後の治療が加速した。この場合、もし患者の理解や受け入れが悪ければ、当然(C)の対応をせざるを得なかったと思われる。この分岐点は患者の病状、治療者の治療経験、面接技術だけでなく、治療者や看護師の時間的な余裕や熱意によって影響されるところも大きいのではないかと考えられる。

　もうひとつハプニングを考える際の重要な観点は、しばしばハプニング自体に治療を進めにくくしている要因が含まれていることである。特に対人関係の

問題が絡んでいることが多い。そうしたケースの代表としては，ハプニングの際に他者（治療者，スタッフ，他患者，家族など）を批判する患者があげられる[4, 5, 6, 12]。その際に治療者がどのような対応をするかは，今後の治療を進めやすくするための鍵となり，最終的に患者の利益につながることにもなる。例えば，かつて筆者が担当したケース[4]では，看護師が治療の手順で不手際があった時に「看護師のミスによって自分が受けた心の傷はそんな謝り方ではすまない」と患者が不満を述べて，きちんと文書にすることなどを要求する場面があった。その際に，治療者は「看護師が正しいか正しくないか考えると，ミスをしたのであるから当然看護師が悪い。しかし，謝ったにもかかわらず文書にすることを要求するのはやりすぎである。自分の正しさを主張して相手に勝つのが治療の目的ではないし，そういうところは治療の妨げになっている」「予定通りにいかない時に混乱するのが患者の問題点のひとつでもある。それを考えると看護師によって微妙にやり方が違うのはかえって治療的には意味がある」というメッセージを伝えた。そうした対応を通して以後円滑に治療が進むようになった。また，本書の第6章は治療スタッフへの不満（病棟のルールや他患者より軽く見られているという考え）によって退院寸前までになったケースであるが，入院を続けるか退院するかを患者自身に決断してもらうような対応が奏功しているので参照してほしい。

　以上のようないろいろな治療段階におけるアセスメントと治療的介入を「自分で考えながら」実行する技術を会得することが，行動療法治療者として自立するためには不可欠と思われる。そうした技術は短期間ですぐに身につくものではないであろう。上級者から指導を受けながら，評価→仮説→実行→検証→評価→仮説→……という過程を繰り返す習慣をつけることが大切である。また，上級者から言われたことを鵜呑みにするのではなく，言われた意味を自分で吟味したり，本当にそれが行えるのかを疑ってみたり，自分が行いやすいやり方を工夫したりすることが肝要と思われる。

IX　おわりに

　行動療法は，あてはめる治療ではなく，「考える」治療であることを読者に再認識してもらいたいと筆者は常々思ってきた。そこで，本章では，治療者が

自分ひとりで行動療法を行うことができるために大事なこととして，いろいろな「考える」について記述してきた．治療者にとって，自分で考えて行なった治療によってよい結果が得られることほどの強化子はないのではないかと思う．本章がいくらかでも臨床の刺激になると幸いである．

参考文献

1) Barlow D, Cerney JA：Psychological Treatment of Panic; Treatment Manuals for Practitioners. The Guilford Press, New York, 1988.
2) Emmelkamp PMG：Phobic and Obsessive-compulsive Disorders; Theory, Research and Practice. Plenum Press, New York, 1982.
3) 後藤晶子：強迫性障害の行動分析．In 飯倉康郎編著：強迫性障害の行動療法．pp.37-62, 金剛出版，2005.
4) 飯倉康郎：強迫性障害の行動療法の治療経過―強迫性の対応についての検討．精神療法, 20(1): 45-51, 1994. In 精神科臨床における行動療法．pp.172-182, 岩崎学術出版社，2010.
5) 飯倉康郎：強迫性障害の行動療法―症例と治療形式の工夫．こころの科学，99: 26-32, 2001. In 精神科臨床における行動療法．pp.199-210, 岩崎学術出版社，2010.
6) 飯倉康郎：強迫性障害の行動療法―「不完全な曝露反応妨害法」への対応．精神療法, 28(5): 545-553, 2002. In 精神科臨床における行動療法．pp.183-198, 岩崎学術出版社，2010.
7) 飯倉康郎：強迫性障害の入院治療．In 飯倉康郎編著：強迫性障害の行動療法．pp.132-175, 金剛出版，2005.
8) 飯倉康郎：強迫性障害臨床における行動療法と薬物治療の"連動（れんどう）"．精神療法, 35(5): 584-591, 2009. In 精神科臨床における行動療法．pp.130-142, 岩崎学術出版社，2010.
9) 飯倉康郎：ひとりの場面における曝露反応妨害法がうまくいくための方策―不安耐性が著しく低いOCD患者の行動分析と治療経過より．In 精神科臨床における行動療法．pp.99-114, 岩崎学術出版社，2010.
10) 飯倉康郎：執拗な強迫症状を伴う統合失調症圏障害の治療―薬物療法と行動療法の"連動"．In 精神科臨床における行動療法．pp.143-158, 岩崎学術出版社，2010.
11) 飯倉康郎：不安障害の行動療法の原則．In 精神科臨床における行動療法．pp.32-41, 岩崎学術出版社，2010.
12) 飯倉康郎：重症強迫性障害に対する行動療法の入院治療プログラム―「入院環境」の意義の再考，ならびに「入院環境」の設定の工夫について．In 精神科臨床における行動療法．pp.59-67, 岩崎学術出版社，2010.
13) 飯倉康郎：OCDの行動療法と発症，維持，悪化，治療に関する仮説．精神神経学雑誌, 113(1): 28-35, 2011.
14) Kozak MJ, Foa EB：Mastery of Obsessive-Compulsive Disorder ― THERAPIST Guide. The Psychological Corporation, 1997.
15) Rachman SJ, Hodgson RJ：Obsessions and Compulsions. Prentice Hale, New York, 1980.
16) The Expert Consensus for Obsessive-Compulsive Disorder：Treatment of obsessive-compulsive disorder. J Clin Psychiatry, 58 suppl.4: 2-72, 1997.

あとがき

　この本は行動療法を学びながら実践してきた仲間によるもので，強迫の行動療法の現場がぎっしりと詰まっています。その難治性ゆえに患者，家族，治療者を悩ませる強迫という症状に，他の治療者よりはそれほどの抵抗を感じずに立ち向かえていると思えるようになれたのは，行動療法を身につけられたからだと執筆者全員が思っています。さらに，その行動療法を身につけられたのは，この強迫症状に取り組んだおかげだという気持ちも皆同じです。強迫症状は行動療法を理解し身につけるには重要な症状であるともいえるでしょう。

　行動療法に限らず，精神療法を身につけることはその人のおかれた環境に非常に左右されます。特に行動療法は技法を目の前の患者さんに応用することで治療として完成してゆく治療法なので，本などでひとりで学ぶ勉強のみでは有効な治療ができるレベルに到達するのはとても困難です。先に「仲間」と書いたのですが，行動療法を身につける環境ということでは私たちはかなり幸運な仲間なのだということを感じています。わが国の行動療法のパイオニアである山上敏子先生から九州大学精神科，肥前医療センターで指導を受けながら，あるいはその臨床に触れた仲間との切磋琢磨を通して行動療法の修業を続けることができているという幸運です。

　この本はそのような私たちの日々の強迫の臨床を読者にお伝えして，私たちと同じように行動療法を身につけていただければ，と願って編まれたものです。ひとりで学ぶ行動療法の勉強と臨床現場でうまく強迫症状を治療できるようになる橋渡しになれば，との思いからです。もう少し言えば，私たちの与えられた幸運をそのままにしてはいけないという，執筆者の中では山上先生から一番身近で薫陶を受けた飯倉の危機感も孕んだ強迫症状の治療者としての強い責任感がこの本を送り出しました。ちなみに，序章において飯倉は行動療法をめぐる誤解について触れ，そのような誤解を解いています。

　次に少し内容をご紹介します。
　第Ⅰ部では強迫症状を呈する人が強迫性障害ではないこと，強迫性障害と診

断されれば曝露反応妨害法を適用できるわけではないことについての丁寧な解説から始められ，曝露反応妨害法がうまくいかないパターンとその解決法が行動分析の図とともに網羅されています。

　第Ⅱ部では曝露反応妨害法を導入する際の工夫がたくさんの症例を通して提示されています。曝露反応妨害法という比較的シンプルな技法が，臨床に応用される時にどのような治療法になって活かされるのか，がいきいきとわかりやすく描かれています。

　第Ⅲ部では強迫性障害の辺縁群に対して行動療法を行う時の工夫が，発達障害，hoarding（溜め込み），児童の症例などを盛り込みながら解説されています。強迫性障害は他の精神疾患を併存する割合が高いのですが，そのような複雑な症例に対してどのように考えてアプローチしたらよいかについては，ここだけではなく，この本のいろいろな箇所でも触れられています。教科書的な治療法の勉強だけでは解決できない，まさに実際の現場の取り組みのご紹介です。

　第Ⅳ部では，行動療法をつかいこなす臨床家になるためのいろいろな提案や実際の研修の方法などが紹介されています。読者の皆様それぞれのおかれた環境で何ができるか，明日からでも使えるヒントを得て，参考にしていただければと思います。

　行動療法は患者の生活の中で症状を把握し，生活の中でその変容を促します。把握から変容，その変容からさらなる把握の深まりへと絡み合う治療が，患者との共同作業によってできあがってゆきます。治療が終了される時には患者の生活の“質”が変わっています。少なくともそれを目指します。強迫性障害に対しては認知行動療法の有効性が実証されているといわれていますが，その時の有効性というのは強迫症状の“量”の統計学的に有意な変化であり，有効群の患者でも生活の質の変化までには至っていないことが多いです。臨床研究で予後予測因子を検討する際には，本当はこの生活の質の変化までに至るものを含めていなければ，高度な統計学を駆使しても意味ある考察はできないと考えます。この，単なる強迫症状の量的変化と強迫を抱えた患者，家族の生活の質的変化との間を埋めるのに，本書がいくらかでも役立つことができればと願っています。

最後に，本書を作成するにあたり，著者4人をまとめて，適切なアドバイスやプロンプトを与えていただいた岩崎学術出版社の小寺美都子さんにこの場を借りてお礼を申し上げたいと思います。また，こうした原稿を書くためのアイディアの多くは，日頃のカンファレンスや研究会や雑談から得られたものです。九州大学精神科病棟スタッフ，行動療法研究室のメンバー，肥前精神医療センター，川崎医科大学精神科病棟スタッフ，筑後吉井こころホスピタルスタッフ，福岡赤十字病院など多くの方に感謝いたします。

　2012年4月

中川彰子

初出一覧

序　章　書き下ろし
第1章　OCDの行動療法と発症，維持，悪化，治療に関する仮説．精神神経学雑誌，113巻1号，28-35頁，2011年を改稿．
第2章　書き下ろし
第3章　強迫神経症の治療効果を高める患者教育システムの開発―HANDOUTの作成．メンタルヘルス岡本記念財団研究助成報告集，9巻，5-8頁，1997年，強迫神経症の行動療法の総合研究（1），（2）．メンタルヘルス岡本記念財団研究助成報告集，10巻，1-7頁，1998年，11巻，7-11頁，1999年を改稿．
第4章　強迫性障害の精神療法．（青木省三，中川彰子編）専門医のための精神科リュミエール11　精神療法の実際．194-206頁，中山書店，2009年を一部修正．
第5章　強迫性障害の治療における工夫．精神療法，35巻5号，41-49頁，2009年．
第6章　書き下ろし
第7章　強迫性障害と広汎性発達障害．臨床精神医学，37巻12号，1543-1549頁，2008年を一部修正．
第8章　書き下ろし
第9章　強迫性障害とhoarding（溜め込み）．臨床精神医学，41巻1号，53-59頁，2012年．
第10章　行動療法を診療に生かす．臨床精神医学，39巻1号，19-26頁，2010年を一部修正．
第11章　書き下ろし
第12章　行動療法家の訓練．精神療法，36巻3号，310-316頁，2010年を改稿．
第13章　書き下ろし
第14章　行動療法治療者として自立するために必要な「考える」技術．臨床心理学，12巻2号，270-276頁，2012年を改稿．

索　引

*太字は人名

あ行

悪循環　22-26, 45, 80-82, 145, 186
一貫性　215, 216
うつ病　9, 11, 24, 27, 64, 171, 203, 213
運動行動　133, 210
応用行動分析　9
オペラント技法　165, 166
オペラント条件づけ　12

か行

回避　63, 105, 106, 111-114
回避行為　23, 81, 82, 86, 105, 142, 143, 148, 149, 216
外来治療　207
加害恐怖　61
学習障害　153
学習理論　12
仮説−検証　192
課題分析　40
馴化→ habituation
環境調整　23, 24, 214
記憶障害　157
記述精神医学　167
機能的脳画像　157, 208
境界性パーソナリティ障害　9
強化子　102, 199, 221
強化法　9, 10
強迫性緩慢　26, 75, 77, 78, 85, 101, 141, 149, 150
　"後から出現する"—　26
　一次性—　26
強迫性パーソナリティ障害（OCPD）　27, 28, 153, 156
計画的ではない曝露　218
ケースカンファレンス　195, 200
検査入院プログラム　207
研修プログラム　191
行動分析　21, 26, 36, 45, 47, 52-55, 64, 67, 100, 101, 113-115, 117, 142, 148, 166-168, 173-177, 187-189, 205, 210
行動療法家　11, 191, 202, 206, 207
行動療法カンファレンス　193, 205, 206
行動療法研修　192, 203
行動療法専攻後の研修　206
向精神薬　177-179, 187
広汎性発達障害（PDD）　24, 131-139, 134
抗不安薬　65, 178, 179
合理化　63
古典的条件づけ　12
ごみ屋敷　151, 160
コレクター（収集家）　152

さ行

刺激統制法　35
思考行動　50, 54-56, 59, 62, 63, 168, 185, 210
支持的精神療法　117
自閉症　132, 133, 153, 157
自明性の欠如　50
社会生活技能訓練（SST）　9, 10
社交不安障害　9, 208
柔軟性　209, 216
主観的不安評価尺度（SUD）　32, 43, 82, 85, 86, 115, 116, 168
情緒的愛着　153, 156
情動反応　210
情報処理過程の障害　157
初期研修　202, 203
身体行動　54, 55
心理教育　106
スーパーバイズ　191
生活の障害　23, 25, 118
精神遅滞　23, 51, 52, 181, 184
精神分析　12
生物学的研究　208
摂食障害　153, 165-167
セッション間 habituation　21

セッション内 habituation　21
セルフモニタリング　83, 84, 86, 87, 121, 146, 147
セロトニン再取り込み阻害薬（SRI）　14, 131, 133
全か無か　143, 149
先行刺激　31-35, 41-43, 45, 46, 48-51, 53, 59, 60, 65, 79, 108, 114, 184
選択的セロトニン再取り込み阻害薬（SSRI）　16, 34, 64, 105, 133, 153, 154, 184-186, 216, 217
双極性障害（MDI）　169

た・な行

対処行動　50
溜め込み→ hoarding
チーム医療　200
チック　47, 48
知的機能　20, 22, 23, 181
注意欠陥　157
注意欠如・多動性障害　24, 36, 154, 157, 159, 188
治療仮説　205, 206, 211
治療環境　33, 88, 103
治療効果の検証　80, 211
治療の成功体験　199
治療の対象の明確化　211
治療の目標の明確化　211
治療への動機づけ　23, 25, 26, 72, 78, 118
適応障害　23, 28, 148
統合失調症　49-51, 185, 188
統合失調症圏　9, 50, 51, 85, 115, 141, 149, 214
トゥレット症候群　47
入院環境　32, 35, 119-122
入院治療　35, 118, 193, 199, 203, 205, 207, 218
認識障害　157
認知再構成法　10, 176
認知症　153, 157
認知的アプローチ　25
認知療法　12, 67
脳外傷　153, 157

は・ま行

曝露法　10, 21, 179, 210
パニック障害　9, 178, 179, 212
ハビットリバーサル　48, 53
ハプニング　45, 118-127, 182-185, 218-220
般化　26, 217
汎神経症性　49
非定型抗精神病薬　25
ひとりの状況での治療　217
病棟カンファレンス　195
広場恐怖　178, 179
不安障害　178
ブースターセッション　31
不合理性の自覚　22, 23, 25, 81, 141, 143, 148, 214
不適応反応　28, 148
フラッシュバック体験　185
プレゼンテーション　193, 194, 200, 207
フロイト　12
プロンプティング　26, 75
ペーシング　26, 75
辺縁系　157
弁証法的行動療法（DBT）　9
ベンゾジアゼピン　65
ホームワーク　115
保険点数化　9, 11
マインドフルネス　67
無作為割付比較試験（RCT）　14, 15, 23, 79
メンタルチェッキング　63
妄想　25, 27, 214
モデリング　10, 26, 50, 52, 75, 85, 176, 216
モニタリング　171
森田正馬　12
森田療法　12

や・ら行

薬物療法　13, 14, 23-25, 79, 93, 131, 132, 135, 153, 176-190, 208, 216, 217
予定外の出来事（ハプニング）　218
リサーチアシスタント　197
臨床研究　208
レジデント　192, 194-196
連合弛緩　50

索　引　229

A〜Z

ADHD →注意欠如・多動性障害
ASD（Autistism Spectrum Disorder）　132-134, 138
augmentation　185
autistic dimension　132, 134
compulsive hoarding syndrome　157
Foa E　12, 191, 196
GAF（機能の全体的評価尺度）　74
habituation（馴化）　21, 46, 51, 56, 57, 58, 60, 63, 65, 102, 108, 110, 113, 116, 148, 149, 178, 184, 185, 186, 215
　セッション間—　21
　セッション内—　21
hoarding（溜め込み）　36, 37, 134, 151
Hoarding Disorder　152, 157, 159, 160
Imaginal Exposure　12
MDI →双極性障害
OCPD →強迫性パーソナリティ障害
PDD →広汎性発達障害
Prader-Willi 症候群　153
PTSD　9, 12
RCT →無作為割付比較試験
SRI →セロトニン再取り込み阻害薬
SSRI →選択的セロトニン再取り込み阻害薬　16, 34, 64, 105, 133, 153, 154, 184-186, 216, 217
SST →社会生活技能訓練
SUD →主観的不安評価尺度
OCPD →強迫性パーソナリティ障害
Wolpe J　12
Yale-Brown Obsessive-Compulsive Scale（Y-BOCS）　74, 80, 116, 151, 152, 207

著者略歴

●…飯倉康郎（いいくら　やすろう）
　1988年九州大学医学部卒業。同大学医学部付属病院精神科，飯塚記念病院勤務を経て，
　1990年より肥前精神医療センター勤務。
　1994年～1996年米国ペンシルバニア医科大学（E. Foa教授）に留学。
　1996年より再び肥前精神医療センター勤務。
　2007年1月より，筑後吉井こころホスピタル（旧奥村病院）に勤務。
　主要著書に『強迫性障害の治療ガイド』(1999) 二瓶社，『強迫性障害の行動療法』(編著)(2005),『(認知) 行動療法から学ぶ精神科臨床ケースプレゼンテーションの技術』(2010) 共に金剛出版，『精神科臨床における行動療法—強迫性障害とその関連領域』(2010) 岩崎学術出版社ほか。

●…芝田寿美男（しばた　すみお）
　1993年長崎大学医学部卒業。大分県立病院精神科，九州大学医学部附属病院精神科神経科，肥前精神医療センターなどでの勤務を経て，
　2003年5月より，福岡赤十字病院精神科副部長。

●…中尾智博（なかお　ともひろ）
　1995年九州大学医学部卒業。肥前精神医療センター，九州大学病院精神科などでの勤務を経て，
　2005年九州大学医学研究院臨床大学院博士課程終了・医学博士取得
　2006年九州大学病院精神科助教。
　2010～2011年 ロンドン大学精神医学研究所留学。
　2011年10月より，九州大学病院精神科講師。
　主要著書（いずれも分担執筆）に『強迫性障害治療ハンドブック』(2006) 金剛出版，『臨床精神薬理ハンドブック』(2009) 医学書院,『精神疾患と認知機能』(2011) 新興医学ほか。

●…中川彰子（なかがわ　あきこ）
　1982年鹿児島大学医学部卒業。九州大学医学部精神科，国立小倉病院，福岡家庭裁判所などでの勤務を経て，
　1992年九州大学医学部精神科。
　1994年～1996年　ロンドン精神医学研究所（I. Marks教授）に留学。
　1996年より再び九州大学医学部精神科。
　2004年より川崎医科大学精神科学教室。
　2012年3月より，千葉大学大学院医学研究院子どものこころの発達研究センターに勤務。
　主要著書に『専門医のための精神科臨床リュミエール 11　精神療法の実際』(共編著)(2009) 中山書店ほか。

強迫性障害治療のための
身につける行動療法

ISBN978-4-7533-1045-6

著　者
飯倉康郎
芝田寿美男
中尾智博
中川彰子

2012年6月3日　第1刷発行
2021年2月28日　第3刷発行

印刷　（株）新協　／　製本　（株）若林製本工場

発行所　（株）岩崎学術出版社　〒101-0062　東京都千代田区神田駿河台3-6-1
発行者　杉田啓三
電話 03(5577)6817　FAX 03(5577)6837
©2012　岩崎学術出版社
乱丁・落丁本はおとりかえいたします　検印省略

精神科臨床における行動療法
強迫性障害とその関連領域
飯倉康郎著

精神科臨床のいたるところで応用できる行動療法の実用性と柔軟性を，実際のケースと豊富な図表で鮮やかに示す。
A5判 232頁 本体 3,400円

行動療法2
山上敏子著

行動療法自体は方法に過ぎず，臨床に供して初めて治療法としての意味を持ち，治療法になっていく。著者の生き生きとした臨床が見えてくる。A5判 192頁 本体 3,200円

行動療法3
山上敏子著

苦痛が軽くなり，生活しやすくなるようにという臨床の目的に向けて，その臨床ごとに自在に形を変え役立てていく行動療法の実際。A5判 200頁 本体 3,200円

改訂第2版 パーソナリティ障害の認知療法 全訳版
A・T・ベック，A・フリーマン他著
井上和臣・友竹正人監訳

治療が困難だとされるパーソナリティ障害患者を，効果的に治療するための認知療法の最新の治療技術を解説した待望の改訂版。A5判並製 504頁 本体 5,200円

認知行動療法による子どもの強迫性障害治療プログラム
J・S・マーチ，K・ミュール著
原井宏明，岡嶋美代訳

プログラムを段階に分けてわかりやすく解説。巻末には質問紙等もあり治療者，そして患者や家族にとっても役立つ基本図書。A5判 352頁 本体 3,600円

現代の子どもと強迫性障害
中根晃監修／広沢正孝，広沢郁子編著

強迫性障害がなぜ児童期や思春期早期に発症したのか，環境因についての考察を加え，また発達論，強迫スペクトラムの視点から病態を読み解く。A5判 248頁 本体 4,000円

東大理学部発 学生相談・学生支援の新しいかたち
大学コミュニティで支える学生生活
東京大学理学部学生支援室／下山晴彦 編著

心理専門職，大学執行部から教員，事務職員まで，多様なメンバーがチームを組んで学生の支援に当たるダイナミックな実践の詳細。A5判並製 208頁 本体 2,500円

この本体価格に消費税が加算されます。定価は変わることがあります。